MANUEL DU BAIGNANT.

8.

A LA MEILLEURE,

A LA PLUS VÉNÉRABLE DES MÈRES,

Reconnaissance, Amour, Respect.

P. R. AFFRE.

Chaque exemplaire doit être revêtu de ma signature.

Paris.— Imprimerie Moquet, rue de la Harpe, 92.

MANUEL DU BAIGNANT

OU

NOTICE MÉDICALE

SUR LES

BAINS DE MER

DE BIARRITZ

(BASSES-PYRÉNÉES)

DEUXIÈME ÉDITION

REVUE ET AUGMENTÉE DE CONSIDÉRATIONS SUR QUELQUES MALADIES DE LA PEAU, DE L'UTÉRUS ET SUR CERTAINS CAS DE STÉRILITÉ GUÉRIS PAR L'EMPLOI JUDICIEUX DES BAINS, DES INJECTIONS ET DES DOUCHES D'EAU DE MER

PAR

LE DOCTEUR P.-R. AFFRE,

Médecin-inspecteur de ces bains, lauréat de l'Académie impériale de médecine de Paris, directeur des secours du sauvetage, membre correspondant des Sociétés impériales de médecine et de chirurgie de Montpellier, de Toulouse, et d'hydrologie médicale de Paris.

Les remèdes les plus efficaces nuisent d'autant plus quand ils sont employés mal à propos, qu'ils sont plus salutaires quand on s'en sert opportunément. (Le doct. VOGEL).

PARIS

L. LECLERC, LIBRAIRE, 14, rue de l'École-de-Médecine, | LE DOYEN, LIBRAIRE, Galerie d'Orléans, Palais-Royal,

NICAUD-BELLANGER, LIBRAIRE, Rue de Rivoli, 242, ex 30.

1856

INTRODUCTION

Avant de parler de l'usage de l'eau de mer, de ses divers effets physiologiques et thérapeutiques, qu'il me soit permis de présenter quelques considérations sur la fréquentation des établissements de bains en général et en particulier de ceux de Biarritz.

Les remèdes ont deux applications bien distinctes. Quelquefois ils s'adressent à une maladie déterminée, à un symptôme morbide. Souvent ils agissent sur l'ensemble des conditions qui constituent la santé et contribuent à réparer, fortifier, rénover même les éléments de la vie.

Parmi les moyens, qui servent à rétablir l'harmonie dans l'organisation de l'homme, il ne faut pas douter qu'un des plus efficaces ne soit la fréquentation des eaux thermales et des bains de mer, parce que, indépendamment de l'action thérapeutique, dont nous allons nous occuper, elle entraîne forcément un changement momentané, mais complet dans toutes les habitudes de la vie.

Il n'y a pas d'effet sans cause, et si l'on pouvait remonter à l'origine des maladies, on s'apercevrait qu'un grand nombre d'entre elles ont leur source dans nos habitudes.

Tantôt nous sommes plongés habituellement dans une atmosphère qui ne nous convient pas; tantôt notre profession exige une attitude, qui gêne quelque organe essentiel à la vie; quelquefois une préoccupation d'esprit, un souci s'est mêlé et confondu avec la monotonie de notre existence; plus souvent une vie d'excès mine et détruit une constitution délicate; enfin nous recevons en naissant de nos parents des dispositions toutes particulières à contracter telle ou telle maladie.

Ces causes et mille autres analogues introduisent dans l'économie des organes un germe destructeur, inaperçu, mais irrésistible comme toute action incessante.

On sait qu'une goutte d'eau, qui tombe toujours à la même place, finit par percer le plus dur rocher.

Il en est ainsi d'une habitude, quand elle tend à la lésion d'un organe.

Plus alors votre vie est uniforme, plus l'action lente et continue de la cause délétère est puissante. Vous n'en aurez peut-être pas la conscience, précisément parcequ'il ne s'agit pas d'une action brusque et douloureuse; mais la goutte d'eau tombe et creuse toujours : vainement la nature travaille sans cesse par des voies variées et avec une habileté merveilleuse à réparer le désordre ; à chaque instant votre habitude interrompt ce travail réparateur : elle est comme le ver qui ronge l'amandier ; la sève, qui circule sans cesse, aurait bientôt cicatrisé la plaie, si le ver s'éloignait quelques jours seulement ; mais il ronge à toute heure, à toute minute et il faut que l'amandier succombe.

Quoi de plus propre que la fréquentation des eaux thermales et des bains de mer à soumettre à un changement complet l'ensemble de nos habitudes, non-seulement matérielles, mais encore intellectuelles?

Le citadin pourrait aller dans une autre ville, mais il y retrouverait les mêmes objets, les mêmes préoccupations, le même genre de vie ; il pourrait aller à la campagne, mais il y rencontrerait l'isolement, la monotonie, peut-être l'ennui, et s'il est des pensées qu'il a besoin d'éloigner de son esprit, c'est là précisément qu'il se trouve face à face avec ces redoutables adversaires.

Mais il va aux eaux, et pour ne pas nous écarter de la spécialité de cet écrit, il va à Biarritz.

On n'a peut-être pas observé le profond changement que toute son existence va subir, au moins pour un temps, surtout si l'on se reporte à cette vie toute *biarrote*, telle que les baignants savaient si bien se l'arranger autrefois.

On partait, et d'abord c'était un projet arrêté, un parti pris de passer joyeusement la saison des bains.

On laissait à la ville son atmosphère chargée de miasmes et de vapeurs, pour aller respirer à pleins poumons l'air embaumé des Pyrénées et l'air tonique de la mer.

On laissait à la ville la plume et l'aiguille et les habitudes sédentaires du bureau, du cabinet, de l'atelier et même du salon pour aller gravir du matin au soir les roches pittoresques et les mélancoliques falaises qui s'étendent de la Chambre d'amour jusqu'au pays des Cantabres.

On laissait à la ville les soucis de la vie industrielle et politique, pour s'abandonner, au moins pour quelques jours, à la contemplation de la plus imposante nature que Dieu ait jamais offerte aux regards de l'homme.

Au lieu de consacrer, comme à la ville, une partie de la nuit au travail, et une partie du jour à un repos agité, on se levait et on se couchait avec le soleil, et l'on dormait profondément au bruit monotone des grandes eaux : on substituait aux deux repas du citadin les quatre repas du Biarrot. Le luxe était banni et le sans-façon des vêtements entraînait le sans-façon des relations, la gaieté, la cordialité, les rapports familiers et de tous les instants.

A cette époque on vivait chez le Biarrot, avec le Biarrot : on s'identifiait à son existence et on aimait, le soir, à écouter l'histoire lugubre de la famille de son hôte : car quelle maison de Biarritz n'a pas son drame à raconter, drame saisissant et tragique, comme tous ceux qui ont pour théâtre l'orageux Océan?

« C'est un jeune marin, qui plusieurs fois a

« exposé sa vie pour sauver des nageurs impru-« dents ou indisposés. — C'est une femme qui a « vu du rivage s'engloutir le frêle équipage qui « portait son mari et ses deux fils. — C'est un « père, qui a vu son fils, toute son espérance « et sa consolation, disparaître à ses côtés, « emporté dans l'abîme par une vague terrible : « fou de désespoir, le malheureux père, le « brave marin plonge au fond du précipice ; en « vain il lutte contre les flots irrités ; en vain il « saisit à plusieurs reprises son enfant chéri ; « quatre fois la vague cruelle lui ravit le pré-« cieux fardeau. Accablé enfin par la fatigue, la « douleur et le désespoir, il veut périr avec son « fils, mais la vague devenue plus furieuse le « rejette seul sur la plage déserte (1). »

Telle était la vie de Biarritz, à une époque qui n'est pas éloignée. Il serait difficile de dire dans quelles habitudes elle n'apportait point un heureux changement. Aujourd'hui la civilisation a pénétré dans cette peuplade de marins ; elle l'a transformée en ville, ou pour mieux dire, la transformation s'accomplit tous les jours sous nos yeux. Les baignants y gagneront-ils ? il faut le croire. La civilisation a des ressources cachées et imprévues, qui développeront à Biarritz de nouveaux moyens de diversion.

Qui peut dire ce qui va survenir, maintenant que la présence à Biarritz de Leurs Majestés Impériales est assurée ; maintenant que les che-

---

(1) Fait récent.

mins de fer vont verser sur notre plage des flots de population parisienne. Biarritz va sans doute établir des Vauxhall, des Régates, des Yacth-Clubs, et le vieux Bayonnais à l'aspect de ces routes nombreuses, de ces belles promenades, de ces somptueux hôtels, de ce palais impérial, qui semble braver les flots; de ces fraiches toilettes, du cacolet absent, de la roche nivelée, de cette foule considérable, qui s'y rend de toutes les contrées de l'Europe, sera le seul à dire tristement : « *On m'a gâté mon pauvre Biarritz!* »

Ce n'est pas encore, ainsi que je l'ai dit, les habitudes de la vie matérielle, qui se modifient au bord de la mer : ce n'est même pas seulement l'oubli des préoccupations, des affaires, des soucis et des obligations de la ville qu'on y vient chercher : ce ne serait-là, pour ainsi parler, qu'un avantage négatif. Mais est-il possible de se trouver au milieu de cette magnifique nature, dont on est entouré à Biarritz, d'embrasser du même regard les Pyrénées et l'Océan, de promener ses yeux sur l'étendue infinie, d'entendre gronder à son oreille ce murmure éternel, qui commença avec le monde et ne finira qu'avec lui, sans se sentir au cœur de ces émotions graves et douces, qui font oublier, dédaigner même au moins pour un temps et le monde, et ses froids calculs, et ses plaisirs vides et ses dures nécessités?

Ces émotions, il ne faut pas être poëte pour les ressentir. Elles pénètrent confusément, mais tout aussi intimement dans le cœur de l'homme inculte, quoique son esprit ne soit pas habitué à les analyser.

Quel charme, quel attrait indicibles, quelle douce rêverie doit trouver dans ce spectacle la créature que Dieu a spécialement préposée à la contemplation de son œuvre!

Au midi, le pays basque et ses vertes vallées, et ses blanches maisons, riant paysage encadré dans la majestueuse chaîne des Pyrénées; au nord, l'Océan sans bornes, enserré dans les deux franges d'argent, qui dessinent le gigantesque hémicycle du golfe. D'un côté, c'est la côte plate et sablonneuse de France; de l'autre, la longue file des monts biscayens, qui s'allongent à perte de vue et disparaissent par une dégradation insensible dans les profondeurs de l'horizon. Tantôt l'immense théâtre est innodé des feux du soleil de juillet; tantôt il est baigné des molles clartés de la lune : quelquefois une légion de nuages aux teintes sans nombre vient en varier à l'infini les aspects, ou bien il est enveloppé d'épaisses ténèbres *et tenebræ erant super aquas*. On se croirait alors aux jours de la création, si le phare ne projetait sur les eaux son sillon lumineux et ami du nautonnier.

Cependant des scènes pleines d'animation viennent arracher votre âme aux vagues de la rêverie.

Voyez ces voiles, qui s'agitent à l'embouchure de l'Adour; le vent est favorable, une sortie se prépare; dix, vingt navires voguent jusqu'à ce qu'ils soient en face de vous, presque à la portée de votre voix. Alors d'imperceptibles manœuvres semblent animer leurs voiles; ils se séparent et la même brise va les pousser sur toutes les routes de l'Océan; ou bien un point noir parait à l'horizon; vous croyez que c'est une pauvre mouette égarée, mais le vieux marin qui fait toujours à Biarritz la vigie volontaire, armé de sa lunette inséparable, vous a déjà dit si c'est une goëlette ou un brick, s'il vient de la Baltique ou de Terre-Neuve. Qu'elles autres émotions vous attendent! La tempête a soulevé les flots; l'orage embrase l'étendue. Le vaisseau, qui s'avançait majestueusement est devenu le jouet des vagues : il a fait entendre le canon de détresse; toute la population de Biarritz est sur la falaise; les yeux se tournent vers le Boucau. Voyez avec quelle intrépidité les pilotes s'efforcent de surmonter les brisants de la barre, mais l'Océan ne cède pas facilement sa proie. Le steamer lui-même fait en vain flotter son panache de fumée; le temps presse, l'anxiété redouble; le vaisseau va périr avec l'équipage. Oh! le courage et l'adresse ont vaincu les obstacles, le navire entre dans le port aux cris de joie des baignants, qu'un spectacle si imposant et si nouveau pour eux avait frappés de stupeur.

Que cet épisode ne fasse pas naître dans votre esprit l'idée qu'il y a pour votre fille quelque danger à se baigner dans l'Océan.

La nature a ménagé à Biarritz un bassin d'eau

de mer quelquefois calme et dormant comme le lac des montagnes.

Que si votre fils plus aventureux veut en franchir les limites, ne craignez rien encore : une administration vigilante a toujours les yeux sur lui ; à la moindre apparence du danger, il y a des barques, des cordes et surtout des dévouements toujours prêts.

Je terminerai par une réflexion ou si l'on veut un conseil. Un topique dirigé contre un mal local peut avoir un effet prompt et quelquefois instantané. Quelques centigrammes du sulfate de quinine coupent une fièvre intermittente; Quelques sangsues calment une vive douleur; une saignée dégage d'une oppression; mais si l'on veut renforcer la consti tution par les spécifiques que l'on trouve à Biarritz, le *sommeil*, l'*appétit* et le *calme;* si l'on veut agir sur les tempéraments en opposant un bon régime à un régime vicieux, la vie active à la vie sédentaire, un air pur et tonique à un air vicié, des impressions douces et bienfaisantes à d'inquiètes sollicitudes, à des soucis cuisants, en un mot, si l'on veut détruire par des habitudes saines les germes délétères qu'ont pu déposer dans l'organisme des habitudes contraires, il faut bien se rappeler que l'action du temps est indispensable et l'on se ferait illusion, si l'on espérait obtenir d'un séjour fugitif des effets durables.

MANUEL DU BAIGNANT

OU

NOTICE MÉDICALE

SUR LES

BAINS DE MER

DE BIARRITZ

CHAPITRE PREMIER.

Des caractères physiques et chimiques de l'eau de mer.

L'eau de mer doit être comptée au nombre des eaux minérales salines fortes, puisqu'elle est plus chargée de sel que les autres eaux minérales.

Elle perd continuellement de l'eau par l'évaporation tandis que celle qui vient de la terre, apporte toujours quelque substance saline en dissolution.

Son degré de saturation saline est moindre dans les régions froides et rapprochées des pôles, que dans les régions chaudes et voisines de l'équateur.

Ce phénomène s'explique par l'évaporation plus forte dans ces dernières contrées.

L'eau de la mer est inodore, transparente et légèrement colorée.

Sa couleur varie dans les différentes parties du globe.

Elle est bleuâtre dans la Méditerrannée, rougeâtre dans la Californie, noire dans la Crimée et le long des côtes de la Russie méridionale. Elle est nuancée du vert au bleu plus ou moins foncé dans l'Océan.

Elle a une saveur âcre et saumâtre.

Elle est beaucoup plus dense que l'eau douce, et cette densité varie en raison des lieux et de la profondeur où on la puise.

D'après Gay-Lussac, sa pesanteur spécifique est à celle de l'eau distillée : : 1,0286 : 1,000 et d'après Marsigli : : 1,0289 : 1,000.

La température de l'eau de mer suit jusqu'à un certain degré les variations de la température atmosphérique. Mais jamais elle ne s'élève aussi haut ni ne descend aussi bas que celle de l'atmosphère.

D'un côté, l'évaporation continue, qui existe sur cette vaste surface, diminue sa température; de l'autre, il se développe dans la mer soit par l'action des sels, soit par le mouvement continuel et l'agitation des vagues, soit par l'électricité qu'elle renferme assez de calorique pour empêcher sa température de baisser autant que celle de l'atmosphère.

Ainsi peut s'expliquer ce phénomène observé à Biarritz et le long des côtes de l'Océan, d'une température ordinairement plus élevée pendant l'hiver d'un à deux degrés centigrades, que dans les contrées plus éloignées de la mer.

Il ne peut en être autrement. L'eau de mer ne descend jamais dans ces contrées à zéro, même quand la température atmosphérique est à plusieurs degrés au-dessous de zéro.

Le calorique que possède en plus la mer doit donc être distribué aux corps voisins suivant la loi de l'équilibre des températures.

Nairne n'est parvenu à congeler l'eau de mer que par un froid de 34° c.

L'évaporation de l'eau de mer est plus lente que celle de l'eau douce.

Je me suis assuré, par des expériences commencées avec le docteur Lembron et répétées avec soin que dans l'espace de 15 minutes, le thermomètre Réaumur soumis à l'influence de l'eau douce, par une température atmosphérique de 27° c. baissait de deux degrés de plus qu'un égal thermomètre, soumis à l'influence de l'eau salée pendant le même temps et avec les mêmes conditions.

Ce phénomène de l'évaporation moins prompte de l'eau de mer explique une infinité de faits, qui à la première vue paraissent obscurs.

On ne doit plus s'étonner que les marins, qui passent presque toute leur vie sur mer, soient si rarement atteints des mêmes maladies que produit le séjour prolongé auprès des rivières ou dans des lieux humides.

Soumise à une complète évaporation, l'eau de mer donne par litre d'eau un résidu salin de 36 gr. 05 (*Ann. phys. et chim.* T. VI, page 428.) et d'après Bouillon-Lagrange et Vogel le résidu salin est de 39 gr. 524 Parmi ces sels domine le chlorure de sodium (28 gr.)

La mer possède des propriétés électro-magnétiques dont l'action est bien difficile à déterminer.

Elle est aussi phosphorescente, et je ne serai pas éloigné de penser que cette phosphorescence tient à l'action de l'électricité.

Depuis plus de dix ans que j'habite Biarritz, je n'ai vu la mer phosphorescente que par des temps orageux.

Plusieurs chimistes ont fait l'analyse de l'eau de mer.

Comme les sels que l'on retire des eaux minérales par l'évaporation sont quelquefois le résultat des décompositions successives survenues pendant cette opération, ils n'ont pas toujours obtenu le même résultat.

Tels sont les éléments qu'ont donnés les expériences chimiques faites dans ces derniers temps :

Chlorure de sodium	28	grammes.	
— de magnésium . . .	5	—	833
Sulfate de magnésie.	6	—	464
— de chaux	0	—	150
Carbonate de magnésie et de chaux	0	—	200
Acide carbonique	0	—	230

Potasse trouvée par Wollaston et Marcet.

Brôme trouvé par Balard.

Traces d'iode.

CHAPITRE II.

Des divers moyens d'employer l'eau de mer.

L'eau de mer peut être administrée à l'extérieur en *Bains*, *Affusions*, *Douches*, *Lotions* et *Pédiluves :* à l'intérieur en *Boisson*, *Lavements* et *Injections*.

Bains de mer —On peut prendre les bains de mer froids de plusieurs manières :

1° En faisant passer tout le corps sous l'eau, la tête la première.

2° En plongeant rapidement dans la mer le corps jusqu'au cou.

3° En entrant dans la mer lentement et progressivement.

La première de ces trois méthodes, qui est la méthode des bons nageurs, est la meilleure dans un grand nombre de circonstances.

Elle prévient les congestions cérébrales et pulmonaires. Quoiqu'elle fasse éprouver quelquefois un peu de frayeur et d'oppression, elle doit être préférée à moins que ces petits désordres ne prennent trop d'intensité.

Dans ce cas exceptionnel le baignant se contente de se mouiller la tête, la poitrine et le creux de l'estomac avec une éponge imbibée d'eau de mer, avant d'entrer dans le bain.

La deuxième méthode est assez bonne. Elle délivre les baignants des sensations pénibles et répétées d'un froid vif.

La troisième méthode tout-à-fait vicieuse est la plus suivie.

Le plus grand nombre des baignants entre lentement et progressivemet dans la mer. A mesure qu'ils s'avancent dans l'eau, les frissons se renouvellent. On les voit grelotants, immobiles, indécis, éprouvant des étouffements et des suffocations.

Ces légers accidents, ils pourraient facilement les diminuer ou les prévenir en suivant la première ou la deuxième méthode.

Affusions d'eaux de mer. — On trouve dans plusieurs passages des œuvres d'Hyppocrate que les affusions d'eau froide ont été fréquemment employées de son temps et suivies des plus heureux effets.

Pendant plusieurs siècles, les médecins négligèrent ce moyen thérapeutique.

Vers 1712, quelques médecins distingués les employèrent dans certaines maladies éruptives.

On entend par affusion l'opératiou de verser avec mesure sur la totalité ou sur une partie du corps une quantité plus ou moins grande d'eau.

Pour retirer des effets salutaires des affusions d'eau de mer, il est utile de prendre en considération certaines dispositions pathologiques individuelles : ainsi la nature et l'époque de la maladie, l'impressionnabilité du malade, la température du liquide, la durée des affusions sont autant de circonstances dont le médecin doit tenir grand compte.

Pour recevoir des affusions, le malade doit être debout sur le bord de la mer ou dans la mer.

On verse ensuite sur la totalité ou sur une partie du corps, le plus souvent sur la tête, l'eau de mer, qui doit sortir du vase par une large ouverture d'abord lentement puis promptement, prenant soin de ne mettre que le moindre intervalle possible entre les affusions, pour éviter la réaction vive qui se produirait dans cet intervalle.

Les médecins américains emploient souvent les affusions contre les fièvres nerveuses et cérébrales.

Delavergne, Barrère, Currie, Doucet en ont retiré d'excellents effets dans le traitement du tétanos.

Le docteur Lefrançois raconte l'histoire d'une dame qui éprouvait depuis plusieurs années des attaques d'éclamsie, qui avaient résisté à toute espèce de traitements. Elle fut radicalement guérie par les affusions.

Les docteurs Bird, Joly citent dans leurs écrits plusieurs observations de rhumatismes nerveux (*névralgie externe*) de coliques nerveuses, (*névralgie interne*), qui ont été guéris par ce moyen.

Les docteurs Gaudet et Lecœur signalent les affusions d'eau de mer froide comme un moyen puissant de perturbation qui a radicalement guéri des individus atteints de névroses du cerveau, rebelles à toute espèce de traitement.

Les nombreuses et étroites sympathies qui existent entre la peau et la membrane muqueuse intestinale ont donné l'idée de traiter par des affusions certaines diarrhées, certaines dyssenteries chroniques, rebelles à tous les moyens thérapeutiques ordinairement employés contre ces affections.

Le docteur Nardi assure qu'il s'est guéri lui-même d'une dyssenterie chronique par les affusions froides et qu'il en a retiré d'excellents effets dans plusieurs cas de la même uature.

Les professeurs Fouquier, Récamier et Gendrin vantent les affusions d'eau de mer contre les céphalées de nature nerveuse.

Cependant on ne saurait apporter trop de réserve dans l'emploi de ce moyen thérapeutique.

Il est quelques cas bien déterminés qui réclament l'usage des affusions d'eau de mer froide. Ce sont les chutes anciennes sur la tête, certaines congestions sanguines vers le cerveau, vers les yeux. Quelques cas d'amaurose; les céphalées irrégulières et nerveuses; la prédominance du volume de la tête chez les enfants; les paralysies de cause rhumatismale.

Ire OBSERVATION. — Monsieur X.., âgé de 49 ans, d'un tempéramment sanguin, d'une constitution forte, sujet à des accès de goutte qui le tourmentaient depuis plusieurs jours eut l'idée, malgré l'avis de son médecin et après avoir essayé en vain les bains et les eaux thermales, de venir prendre les bains de mer à Biarritz.

Après 12 bains de mer froids et autant d'affusions de

cinq minutes chacune sur le pied malade, les douleurs vives de la goutte se calmèrent.

Il m'a assuré qu'un jour sentant les prodromes d'une nouvelle attaque, il se rendit en toute hâte à Biarritz et y prit dans le courant de juillet vingt affusions d'eau de mer froide, deux par jour, qui firent avorter la goutte.

Malgré cette observation de guérison de la goutte, je ne conseille les bains et les affusions d'eau de mer, qu'aux individus assez jeunes et d'un tempéramment lymphatique.

On les emploie encore avec succès chez les scrofuleux et les rachitiques, sur les articulations engorgées ou relâchées.

IIe OBSERVATION. — M. X..., âgé de 3 ans, d'une constitution délicate, d'un tempérament lymphatique très-prononcé, à chairs molles, d'un teint blafard, sans appétit et sans force, était sujet à des accidents inhérents à sa constitution lymphatique. Le moindre effort, le plus léger faux mouvement produisaient chez cet enfant la luxation du radius. Quatre fois dans l'espace de six mois il éprouva cet accident, trois fois au bras droit et une fois au bras gauche. Ces luxations furent réduites assez facilement. Depuis qu'il a été soumis pendant trois mois à l'usage des affusions froides et des bains de mer froids, son teint s'est coloré, l'appétit, les forces ont reparu, les articulations se sont renforcées et il n'a plus éprouvé l'accident auquel il était sujet, malgré plusieurs chutes qu'il a faites.

Douches d'eau de mer.— On appelle douche l'action que produit une colonne d'eau, qui frappe plus ou moins vivement une partie du corps dans un but thérapeutique.

Les douches sont ascendantes, descendantes, latérales ou en pluie suivant qu'elles sont dirigées de haut en bas, de bas en haut, de côté ou sous la forme d'une pluie.

La douche écossaise est une douche composée de deux colonnes d'eau, d'une température opposée, qui frappent alternativement une partie du corps.

Ce changement brusque et continu de la température de l'eau de mer produit une dérivation salutaire sur la peau, une excitation violente utile dans le traitement des maladies asthéniques et une perturbation énergique nécessaire pour la guérison de certaines névralgies.

La température de l'eau, qui sert pour les douches ne peut être déterminée d'avance, elle varie d'après des indications particulières.

On peut poser en principe qu'elles produisent une action stimulante proportionnée à la hauteur du réservoir, au diamètre de l'ouverture par laquelle s'échappe le liquide et à sa température.

En général, les douches d'eau de mer ne conviennent point dans les maladies aigues, parce qu'elles produisent une stimulation très-vive sur la partie du corps qui les reçoit. En effet la peau de la partie qui a été frappée éprouve une certaine dépression ; tout autour un cercle rougeâtre se développe peu à peu et s'étend de plus en plus à mesure que la douche continue. Quand l'opération est terminée, c'est-à-dire après quinze à vingt minutes, elle devient souvent le siége d'une transpiration abondante.

Les douches d'eau de mer sont indiquées toutes les fois qu'il convient de ranimer l'action organique languissante dans quelque partie du corps.

Les auteurs citent de nombreuses guérisons, par les douches d'eau de mer, de maladies chroniques telles que les engorgements ganglionnaires, articulaires et musculaires; les phlegmasies chroniques de certains viscères, les leucorrhées anciennes accompagnées de lombago ; certaines faiblesses ou semi-paralysies des organes génito-urinaires, les ankiloses incomplètes ; les raideurs musculaires survenues après certaines blessures et les névralgies chroniques, rebelles au traitement ordinaire.

IIIe OBSERVATION.— M. X...., âgé de quarante-deux ans, d'un tempérament nerveux, d'une assez bonne constitution, est atteint depuis six mois d'une névralgie frontale que le moindre travail de cabinet exaspère et qui a résisté au traitement le plus énergique.

Après avoir fait usage, sans la moindre précaution, de quinze bains de mer froids, qui n'ont produit aucun soulagement, je lui conseilai de prendre des douches d'eau de mer à 30° c., en arrosoir sur la tête, pendant huit à dix minutes.

Les trois premières douches excitèrent vivement son organisation et redoublèrent les douleurs névralgiques. Le malade était entièrement découragé, et ce ne fut que sur de vives instances qu'il continua ce moyen énergique.

Après vingt douches il se trouva débarrassé de ses vives douleurs. Il pouvait lire, travailler, pendant une heure entière sans être fatigué.

On a employé avec succès les douches ascendantes d'eau de mer froide dans des prolapsus de la matrice, du vagin et du rectum.

IVe OBSERVATION.— M. X..., âgé de 70 ans, d'un tempérament nervoso-sanguin, d'une bonne constitution, est fatigué depuis deux ans par une chute du rectum, qui augmente chaque jour et entraine des désagréments de toute sorte.

Soumis à l'usage des douches rectables d'eau de mer froide pendant trente jours, il vit son infirmité diminuer sensiblement, et après quarante douches de quinze minutes, la chute du rectum n'avait plus lieu.

Pour prendre des douches, il convient d'être placé commodément dans une baignoire vide, afin d'éprouver l'action stimulante nécessaire.

Pédiluves d'eau de mer. — Les pédiluves d'eau de mer à la température de quarante à quarante-cinq degrés sont employés comme un puissant révulsif, contre les congestions cérébrales légères et pour activer la menstruation moins abondante que de coutume ou retardée.

Lotions d'eau de mer — Les lotions d'eau de mer sont utiles contre certains engorgements musculaires ou ganglionnaires et pour ranimer la surface et les bords de certaines plaies, de certains ulcères atoniques et de mauvaise nature.

Usage interne de l'eau de mer. — L'emploi de l'eau de mer à l'intérieur a été trop négligé.

Certains médecins ne voyant que l'effet purgatif d ce médicament lui ont préféré tous les autres purgatifs dont l'usage est journalier.

Cependant l'on ne peut s'empêcher d'ajouter foi aux observations de Roussel, de Buccham, de Bergmann, de Lecœur, de Gaudet, etc., qui en ont retiré les meilleures efffets dans la jaunisse, dans les douleurs néphrétiques, dans le carreau et dans certaines affections convulsives des enfants.

Elle a été de tous les temps préconisée comme un altérant puissant contre l'obésité.

Mais elle n'est réellement utile qu'autant que l'on continue son usage pendant un temps assez long et que les sujets obèses se soumettent à une diète végétale, à un exercice de quatre heures par jour et à l'action des bains de mer de trente-cinq à quarante degrés progressivement et avec prudence.

A ces conditions l'obésité diminue et finit par disparaître

Il se produit un effet chimique, qui explique cette action des bains de mer chauds et de l'eau de mer prise en boisson.

Les sels de soude que contient en grande quantité l'eau de mer, s'emparent de la graisse, se combinent avec elle et produisent un liquide savonneux, qui rentre dans la circulation et est éliminé par les sécrétions.

Ces sels et l'air maritime favorisent et augmentent le phénomène de la combustion pulmonaire, dans lequel la graisse est utilisée

Il a été prouvé, par Kathlor de Vienne, qu'un bain d'une heure, de 35 à 40° c. diminue d'un kilogramme le poids du corps et qu'à 56 degrés, il le diminue de 4 kilog.

Ces expériences ont été répétées par le docteur Kunch, médecin inspecteur des eaux de Niederbronn.

Malgré ces avantages, il ne serait pas prudent de prendre un bain de mer d'une heure à 56° c.

Les sujets obèses s'exposeraient à des congestions dangereuses.

Les mêmes expérimentateurs ont trouvé que le bain d'une heure à 18° c. augmente le poids du corps de 2 à 3 kilog. Ces expériences prouvent que l'eau froide est facilement absorbée et que l'eau chaude au contraire excite les sécrétions.

Il n'est pas toujours nécessaire que l'eau de mer produise des effets purgatifs pour être utile.

Quand on doit l'employer en boisson, il est important de prendre quelques précautions trop souvent négligées.

Ainsi il convient de la puiser à une certaine profondeur et à une certaine distance des côtes, de la laisser déposer pendant quelques heures, de la décanter avec soin pour la débarrasser des corps étrangers qu'elle peut contenir.

Elle doit être bue à la température qu'elle présente naturellement, à jeun et à la dose de 250 grammes pour les enfants de six à dix ans et de 500 grammes pour les adultes.

Chauffée, elle excite souvent des vomissements, tandis qu'elle produit rarement cet effet à sa température ordinaire.

MM. Paquier et Rayer ont cherché à diminuer le goût saumâtre de l'eau de mer en ajoutant un carbonate.

Le docteur Guastalla prétend que les malades la supportent plus difficilement ainsi composée.

Du reste la répugnance que l'on éprouve d'abord pour sa saveur amère et saumâtre disparaît assez facilement.

Dans les hépatites chroniques, dans les engorgements chroniques de la rate, provoqués par les fièvres intermittentes, dans les engorgements glandulaires et dans toutes les formes des dégénérescences scrofuleuses, la boisson de l'eau de mer contribue puissamment à hâter la guérison.

Cette boisson est diurétique, apéritive, fondante, vermifuge, purgative et excitante.

Russel la recommande contre les affections calculeuses.

Ve OBSERVATION — Madame X..., âgée de 45 ans, d'un tempéramment sanguin, d'une bonne constitution, régulièrement menstruée, mère de plusieurs enfants, éprouvait depuis sa dernière couche, qui datait de trois ans des coliques assez vives dans le bas ventre, qui se réveillaient de temps en temps sans cause connue et excitaient l'émission fréquente des urines.

Comme ces douleurs se calmaient assez facilement, madame X..., sans consulter son médecin, se contentait de prendre tous les quatre à six jours un bain émollient.

Pendant la saison des bains de mer, qu'elle prenait régulièrement chaque année, j'ordonnais l'usage de l'eau de mer en boisson pour combattre quelques symptômes bilieux et exciter l'estomac, qui digérait plus difficilement que de coutume.

Après avoir pris pendant huit jours le matin à jeun un verre d'eau de mer, madame X..., fut toute étonnée de rejeter par l'urètre après de vives coliques, un calcul gros comme un petit pois.

Depuis ce moment les coliques ont complétement disparu.

Lavements d'eau de mer. — On guérit souvent des constipations habituelles et opiniâtres par l'usage des lavements d'eau de mer à une douce température.

Injections d'eau de mer. — On a employé avec succès les injections d'eau de mer froide contre les leucorrhées anciennes et les engorgements chroniques du col utérin, et pour ranimer la vitalité de cet organe.

CHAPITRE III.

Des règles à suivre dans l'emploi des bains de mer.

Quand on doit prendre les bains de mer, il est nécessaire de suivre certaines règles, dont l'oubli est la cause de nombreux accidents.

On suppose généralement que les bains de mer ne sont jamais nuisibles et qu'ils peuvent être pris sans observer la moindre précaution.

Cette erreur a été funeste à un grand nombre d'individus.

Les malades doivent d'abord s'assurer si le tempérament, la constitution, l'âge, la maladie, l'état des forces surtout fournissent au médecin éclairé sur les divers effets des bains de mer quelque contre-indication ou quelque modification aux règles générales.

Certains individus vont se baigner après le repas. Ils se fondent sur l'exemple des guides ou maîtres-baigneurs, qui pendant la saison des bains vivent pour ainsi dire dans la mer.

Ils ne songent pas que l'habitude atténue l'action du bain, chez ces sujets doués d'une force herculéenne.

On ne doit point se baigner, quand on vient de faire un repas copieux. Il convient d'attendre trois, quatre à cinq heures, suivant les tempéraments, afin que la digestion soit terminée.

Cependant les enfants, les jeunes femmes faibles, délicates et nerveuses ne doivent point se baigner quand l'estomac est à jeun depuis trop longtemps, ni le matin de très-bonne heure et au sortir du lit.

Dans ces deux cas, les baignants s'exposent à ressentir une impression trop vive du froid, qui déprime les forces et produit quelquefois des défaillances, des congestions internes.

Quand on veut se baigner le matin de bonne heure, il est nécessaire de faire une demi-heure d'exercice avant de prendre le bain de mer froid, pour ranimer la circulation périphérique, et il est utile de réveiller l'estomac à jeun depuis la veille par un léger aliment, une demi-tasse de bouillon, un morceau de chocolat ou de sucre, une heure avant le bain.

On ne doit point prendre le bain de mer froid, quand le corps est complétement refroidi, ni quand il est trop agité ou en transpiration.

Dans le premier cas, l'impression du froid est très-vive et la réaction difficile ou incomplète.

Dans le second cas, la réaction est trop forte et produit souvent de l'agitation et quelquefois un mouvement fébrile.

Il est certaines époques périodiques pendant lesquelles les femmes doivent cesser les bains.

Cependant quelques femmes de la campagne se baignent à la mer dans cet état pour ne pas perdre trois à quatre jours, et parce qu'on leur persuade que ces bains ne font jamais de mal.

Il est inutile de prouver combien une telle erreur peut devenir dangereuse.

Des faits malheureux le prouvent trop fréquemment.

Quand on est atteint de fièvres intermittentes, il faut attendre que le séjour sur les bords maritimes les ait fait disparaître avant de prendre les bains de mer froids.

Quand le vent d'ouest souffle avec violence, que la température s'est refroidie de plusieurs degrés et que le temps est pluvieux, il convient de suspendre le bain de mer froid ou de le remplacer par le bain de mer chaud.

Quand le baignant éprouve une grande fatigue ou de vives coliques ; quand le cerveau ou la poitrine menacent de se congestionner ; quand il se produit un mouvement fluxionnaire dans quelque partie du corps ; quand enfin il est saisi d'un malaise inaccoutumé, d'une grande répugnance à se jeter à la mer, il doit suspendre le bain de mer froid.

Les personnes nerveuses très-sensibles à l'impression du froid devront débuter par quelques bains de mer chauds, dont la température sera graduellement abaissée jusqu'à 24 à 25° c., et avant de prendre le bain de mer froid, elles devront frictionner la poitrine et le creux de l'estomac avec un peu d'éther et mettre dans les oreilles du coton imbibé d'huile d'amandes, douces pour empêcher l'eau salée d'y pénétrer et d'y exciter de vives irritations, qui ne surviennent que trop souvent.

Durée des bains de mer froids.

Le plus grand nombre de baignants reste trop longtemps dans le bain de mer froid.

Les uns ne suivent pour règle que leur caprice ; les autres attendent le second frisson pour en sortir.

Il est assez difficile de fixer d'avance la durée du bain, et si la méthode anglaise, qui consiste à rester deux à trois minutes dans la mer est exagérée, la méthode française suivie jusqu'à ce jour est fort vicieuse.

L'on suppose généralement que l'on doit rester dans le bain de mer froid jusqu'à l'arrivée du second frisson.

Cette supposition est peu fondée, puisque très-souvent ce second frisson se fait trop attendre.

Il est des individus qui peuvent rester longtemps dans la mer sans l'éprouver.

S'ils ne suivaient que cette indication pour la durée de leur bain, ils s'exposeraient à en retirer de fâcheux résultats.

D'après un grand nombre d'observations, j'ai cru devoir établir quelques règles, qui, sans être absolues, peuvent prévenir de nombreux accidents.

1° Les baignants d'une forte constitution qui prennent les bains par plaisir ou par habitude peuvent rester dans le bain de mer froid 20 minutes.

2° Ceux qui sont faibles ou lymphatiques ne doivent y rester que 8 à 10 minutes.

3° Les personnes d'une constitution nerveuse et délicate 4 a 6 minutes.

4° Les enfants de 3 à 4 ans 2 à 3 minutes.

Il est quelques cas particuliers dans lesquels une simple immersion suffit.

Ces règles doivent être observées plus ou moins rigoureusement suivant quelques indications.

Ainsi à mesure que le corps contracte l'habitude de l'impression de l'eau de mer, ses effets physiologiques et thérapeutiques diminuent d'intensité.

Dans ce cas, la durée du bain de mer froid peut être augmentée graduellement.

La durée du bain doit encore varier suivant la température atmosphérique et la force des vagues : il est évident que le bain doit être d'autant plus court que la température est plus froide et la mer plus houleuse.

D'après l'avis de quelques médecins, il vaut mieux répéter le bain dans la même journée que d'en prendre un seul trop long.

Ce précepte, quoique bon, ne doit pas être appliqué d'une manière générale.

Quelquefois le bain de mer froid répété dans la même journée produit trop de lassitude.

Après le bain de mer froid, il est utile de faire de l'exercice, mais un exercice modéré pour ranimer la circulation périphérique.

Quelques personnes faibles prennent l'habitude de

se reposer au lit pendant une heure et de faire ensuite une courte promenade.

Plusieurs m'ont assuré qu'elles se trouvaient très bien de cette méthode.

La règle établie par quelques médecins, que l'on doit marcher après le bain autant que les forces le permettent n'est pas nécessaire. Ou la réaction chez les baignants se fait facilement, ou elle est lente et difficile à se produire.

Dans le premier cas, un exercice modéré suffit : dans le second, je préfère à cette marche forcée qui fatigue, agite, essouffle le baignant, un pédiluve sinapisé, le repos au lit pendant une heure et après le repos un exercice modéré.

Après le bain, il convient d'attendre environ une heure avant de se mettre à table, alors, même que l'on ressentirait de l'appétit ; cet appétit chez les enfants, chez les femmes nerveuses et faibles est souvent factice.

Quoique la température de Biarritz soit peu variable pendant la saison des bains, quelquefois il se lève vers le soir sur le bord de la mer, que l'on aime toujours à admirer, une brise assez froide pour provoquer quelques indispositions chez les personnes faibles et délicates.

Il convient de porter le soir des vêtements plus chauds que dans la journée et de ne s'exposer à cette brise qu'en faisant de l'exercice.

De la saison des bains de Biarritz.

Il est un préjugé qui fixe la saison des bains de mer du 15 *juillet* au 15 *septembre*.

Ces limites ont été posées par le caprice et la tradition. Il est facile de comprendre que la saison des bains doit durer plus longtemps, surtout à Biarritz et dans le Midi.

Les variations trop fréquentes de la température atmosphérique; l'air trop vif, trop froid sur les plages du nord, forcent les baignants à choisir le temps le plus chaud de l'année.

Mais à Biarritz on ne doit point redouter ni ces variations subites de la température atmosphérique, ni cette brise froide, qui glace le baignant qui sort de l'eau.

La température est si peu variable à Biarritz, son climat est si pur, si sain que les médecins du Nord y envoient de préférence les malades affectés de rhumatismes chroniques, les femmes faibles, délicates, nerveuses, épuisées par des couches pénibles et nombreuses; les jeunes filles dont la puberté s'annonce par des crises fâcheuses; les enfants scrofuleux, rachitiques, étiolés, amaigris par l'atmosphère des grandes villes, la chaleur, les études et les excès de toute sorte.

Certaines plages de Biarritz sont renfermées entre des rochers qui mettent les baignants à l'abri du vent du nord, qui se lève quelquefois sur le bord de la mer.

Aussi les bains de mer de Biarritz peuvent être pris

sans inconvénient depuis le 1er juin jusqu'à la fin d'octobre.

Cependant les enfants lymphatiques, scrofuleux et rachitiques; les individus d'une constitution faible, débilités par quelque grave maladie ; les femmes chlorotiques, nerveuses doivent préférer l'époque des plus fortes chaleurs.

Au contraire les sujets d'une bonne constitution, d'un tempérament sanguin choisissent les mois de juin, septembre et octobre.

Les bains de mer froids pris à cette époque produisent des effets plus sédatifs.

Les médecins anglais, qui se sont occupés plus que nous des divers effets des bains de mer froids, préfèrent les mois de septembre, octobre et novembre.

Heure du bain de mer.

Il n'est pas toujours facile de fixer d'avance l'heure du bain de mer froid.

La marée, qui n'est pas favorable à telle heure donnée ; la température atmosphérique et celle de la mer trop froides; l'impressionnabilité du baignant trop vive ; la maladie qui réclame un bain plus ou moins agité, sont autant de circonstances qu'il faut prendre en considération.

Cependant, règle générale, il a été constaté par un grand nombre d'observations que les heures du matin depuis huit heures jusqu'à midi sont les plus convenables.

Les malades, qui choisissent ce temps se trouvent plus dispos, plus calmes pendant le reste de la journée.

Nombre de bains de mer nécessaire pour obtenir quelque résultat avantageux.

Certains malades viennent à Biarritz pour y prendre douze à quinze bains de mer.

En général ils cessent de se baigner au moment où ils devraient espérer quelque soulagement dans leurs affections. .

Le plus souvent les trois à six premiers bains produisent des effets généraux assez fatigants : après les dix premiers bains, ces effets désagréables disparaissent et l'organisme commence à en éprouver d'avantageux.

D'après cette loi à peu près constante, on voit facilement que douze à quinze bains de mer peuvent à peine produire quelques effets avantageux, tandis que si on les continuait jusqu'à trente ou quarante, les effets curatifs se maintiendraient et les malades pourraient jouir de tous les avantages que l'air tonique de la mer, le régime, les distractions, etc., leur procureraient.

Car il est évident que les tempéraments ne peuvent pas être modifiés dans l'espace de quelques jours ni par douze à quinze bains de mer. Cependant il est nécessaire de se reposer pendant quatre à six jours après avoir pris vingt-cinq à trente bains. Sans cette précaution, les baignants s'exposeraient à être trop excités.

CHAPITRE IV.

Des plages de Biarritz.

Biarritz possède trois plages, où sont construits à quelques mètres des habitations destinées aux étrangers, de nombreux cabinets pour les baignants des deux sexes.

Ces plages sont certainement les plus commodes et les plus agréables, qui se trouvent en France.

Sur ces plages l'eau de la mer n'est jamais mélangée avec l'eau des rivières : elle est continuellement renouvelée par les courants et à la place des galets si incommodes, au lieu d'une vase sale et désagréable, on n'y trouve qu'un sable fin, qu'une eau claire et limpide.

Le Port-Vieux, la côte des Fous ou du Moulin et la côte des Basques sont les trois plages fréquentées indistinctement par les malades suivant la proximité de leur logement et sans songer que l'action de ces bains est bien différente.

Cette différence vient de l'agitation plus ou moins forte des vagues.

Au Port-Vieux, dans un bassin réservé entre des rochers élevés, qui mettent les baignants à l'abri du vent du nord, la mer est toujours accessible.

Tantôt calme comme le lac des montagnes, tantôt plus agitée, elle offre suivant la hauteur de la marée et la force du vent divers degrés d'agitation très-utiles pour le traitement de certaines affections.

Aux deux côtés, la mer est toujours plus houleuse : les vagues y sont plus fortes, s'y succèdent plus rapidement et viennent frapper plus vivement le corps des baignants.

Les mouvements de la vague exercent une action qu'il est utile d'apprécier.

En renouvelant l'eau d'une manière continue à la surface du corps, elles favorisent la soustraction du calorique. Leurs chocs répétés peuvent fatiguer, endolorir les membres des personnes faibles et délicates : quelquefois les coups violents de la vague rendent la tête lourde, produisent des vertiges, soulèvent l'estomac et excitent vivement le système nerveux.

Les bains des deux côtes ne doivent pas être choisis, à moins d'une indication particulière, par les individus d'une constitution faible, délicate, d'une irritabilité nerveuse prononcée, dont la réaction est lente et difficile, qui sont sujets à des étourdissements ou à des défaillances.

L'action de ces bains, surtout quand la mer est agitée, est très-énergique ; ils sont préférables dans certains cas.

Ainsi les sujets forts et jeunes, atteints de rhumatismes chroniques, de certaines paralysies, de cause rhumatismale, sujets à des engorgements glandulaires, musculaires ou viscéraux, à des hémicranies ou à d'autres névralgies chroniques, retireront des bains pris aux deux côtes les meilleurs effets, à condition qu'ils les prendront d'une manière convenable.

Car le grand nombre des baignants qui fréquentent les deux côtes, soit qu'ils ignorent la manière de se baigner, soit qu'ils se laissent gagner par la frayeur, restent sur le bord de la mer, les jambes seulement dans l'eau : ils attendent que la vague vienne passer sur leurs corps, et quand ils sont bien mouillés ils demeurent immobiles à la même place, exposés à la brise froide, qui produit quelquefois des accidents sérieux tels que fluxions, douleurs rhumatismales, etc.

Les baignants devront donc avoir le plus grand soin de laisser le corps plongé dans l'eau durant tout le temps du bain.

Les bains de la côte des Basques offrent un degré intermédiaire entre les bains du Port-Vieux et ceux de la côte du Moulin.

Biarritz possède donc trois espèces de bains de mer froids.

CHAPITRE V.

Des bains de mer chauds et des bains de sable marin.

Les bains de mer chauds sont d'une utilité incontestable dans un grand nombre de circonstances.

Les individus impressionnables au plus haut degré, qui sont effrayés par la température et l'agitation de la mer ; les jeunes enfants de deux à trois ans ; les femmes chloro-anémiques, les vieillards et les sujets trop faibles, qui ne peuvent plus réagir convenablement contre l'impression des bains froids, doivent préférer les bains de mer chauds.

Ces bains raniment la circulation, excitent l'organisation et la tonifient.

Loin de soutirer cette portion de chaleur vitale si difficile à renaître chez eux, ils leur font éprouver une légère et agréable excitation, qui donne à leurs membres plus de force et de souplesse et les délivre, de ces douleurs erratiques qui les inquiètent et les tourmentent si souvent.

Si les bains de mer chauds sont efficaces dans des cas particuliers, ils peuvent produire des accidents sérieux lorsqu'on les prend sans précautions.

Les bains de mer chauds doivent être pris à la température de 35 à 30° c., que l'on abaisse graduellement jusqu'à 26 à 24° c., pour s'habituer à l'impression de l'eau froide.

La durée du bain de mer chaud doit varier de 10 à 40 minutes.

Les vieillards et les jeunes enfants ne doivent y rester que le temps le plus court 15 minutes.

Les autres individus peuvent y rester 40 minutes, suivant les effets qu'ils éprouvent.

Si le bain de mer chaud n'exerce pas sur l'organisme la triple action du froid, de la vague et des sels, l'action des sels, qui ont été concentrés par l'évaporation, est beaucoup plus intense.

Le bain de mer chaud est excitant et tonique. Il peut remplacer avantageusement dans un grand nombre de cas le bain de mer froid.

Bain de sable marin. — Le bain de sable marin est efficace dans certaines affections, qui ont résisté à l'action des bains de mer froids et chauds.

Ces bains de sable marin doivent être pris avec quelques précautions.

Il faut d'abord choisir les jours les plus chauds de la saison ; puis on fait creuser sur le rivage une fosse que le soleil réchauffe pendant trois à quatre heures.

Cette fosse est plus ou moins large et profonde, suivant la partie ou les parties du corps qu'elle doit contenir.

Le plus souvent les bains de sable se prennent jusqu'à la ceinture et ne dépassent jamais l'estomac.

Après que la fosse creusée dans le sable à 3 ou

4 mètres du lieu où doit arriver la vague avant l'heure du bain, a été bien réchauffée par le soleil, le malade s'assied sur le bord ou sur un siége très-bas et fait recouvrir de sable les parties qu'il y a placées.

Il reste dans ce bain 15 à 20 minutes. Il doit avoir soin de mettre sa tête à l'abri des rayons ardents du soleil, et de couvrir après le bain la partie malade d'une étoffe de laine pour exciter la transpiration efficace que ce bain ne manque pas de produire.

Mais ce n'est pas seulement cette abondante transpiration, qui est salutaire ; il vaudrait bien mieux prendre dans l'établissement du Port-Vieux des bains de vapeur, qui seraient plus commodes.

Le bain de sable marin excite la peau, qui dans cette condition, absorbe plus facilement les sels contenus dans le sable ; et les sels d'iode contribuent puissamment à la guérison de certains engorgements scrofuleux, d'arthristes chroniques, rebelles aux moyens thérapeutiques ordinairement employés.

Le professeur Fodéré, de Strasbourg, cite un cas de guérison par les bains de sable marin d'une paraplégie produite par la foudre.

Après le bain de sable, le malade doit se reposer dans son lit pendant trois ou quatre heures.

CHAPITRE VI.

Des effets généraux des bains de mer froids.

L'eau de la mer, d'une température qui varie pendant la saison des bains de 18 à 22° c., excite une sensation de froid plus ou moins vive suivant les organisations.

Le principal effet du bain de mer froid consiste à refouler les liquides dans les grandes cavités et spécialement vers le thorax.

Le plus souvent dès que le baignant entre dans la mer, sa peau devient pâle; son pouls petit, concentré; sa respiration haletante, rapide, entrecoupée ; tous ses tissus sont rigides; il existe un spasme universel.

Après deux ou trois minutes, le calme renaît et succède à cet état pénible.

La respiration devient libre et facile ; le pouls plein, fort et régulier ; la chaleur se répand sur tout le corps; les muscles se dilatent et se contractent à volonté ; ils ont acquis plus de précision, plus de force et de souplesse.

Le baignant éprouve alors des sensations agréables.

Cet état de bien-être dure 10 à 20 minutes.

S'il prolonge le bain au-delà de ce terme, il commence à ressentir de nouveau un frisson très-vif, un tremblement général, un malaise extrême, qui pourrait entraîner des accidents surtout chez les nageurs imprudents, qui, se trouvant éloignés du rivage, périraient asphyxiés, si, par les soins de l'autorité, on n'avait créé à Biarritz une société de sauvetage ; établi pour garde-côtes des marins braves et dévoués, continuellement occupés à veiller sur tous les points, à porter des secours aux malheureux surpris par cet état de faiblesse ou de torpeur.

Tels sont les phénomènes généraux les plus importants, qui se passent chez un grand nombre de baignants.

Mais il existe des sujets dont l'organisation est beaucoup plus ou beaucoup moins impressionnable. Je vais tracer à grands traits les phénomènes qui leur sont particuliers.

Les uns éprouvent à peine la sensation du froid en entrant dans la mer; leur visage se décolore peu; leurs traits sont calmes; ils n'éprouvent aucun malaise.

Ce sont des individus jeunes, vigoureux d'un système sanguin périphérique très-développé.

Ils peuvent demeurer impunément une demi-heure dans le bain de mer froid.

Les autres ont le système nerveux tellement irritable que l'impression du froid devient horriblement pénible. Leurs traits sont profondément altérés; les frissons se succèdent durant tout le temps du bain; ils en sortent en grelottant et ils éprouvent la plus grande peine à se réchauffer.

Ces derniers sont en petit nombre; ils ne peuvent et ne doivent rester dans la mer que 3 à 4 minutes et quelquefois une simple immersion suffit.

Le bain de mer froid produit d'autres phénomènes consécutifs, qu'il est utile de faire connaître.

Souvent après les deux ou trois premiers bains, les baignants éprouvent une grande lassitude.

Leurs membres paraissent brisés, ils ressentent un accablement général, une grande somnolence.

Quelquefois ce sont des élancements dans les articulations, des étouffements, des battements de cœur et des douleurs plus vives dans les parties qu'ils cherchent à guérir : rarement ils éprouvent des démangeaisons, des éruptions sur tout le corps, de l'irritation au col de la vessie et à l'anus.

Ces divers accidents sont en général d'une courte durée et disparaissent facilement.

CHAPITRE VII.

Des effets thérapeutiques des bains de mer froids.

Il est des personnes, qui ne veulent point considérer les eaux minérales comme un agent thérapeutique.

On leur refuse même toute action médicale, et les effets évidents qu'elles produisent sont attribués en entier à des circonstances tout à fait accessoires.

Ainsi l'on répète souvent que les bains de mer sont conseillés moins en raison de leur nature médicatrice, qu'à cause des distractions agréables que l'on y trouve et du régime sanitaire que l'on y suit plus exactement.

Je suis loin de contester l'utilité et l'heureuse influence de ces moyens hygiéniques sur certaines maladies; mais il est impossible de méconnaître l'action sur l'économie animale des divers éléments qui composent l'eau de mer.

Chaque année, les exemples de guérison par l'air, l'eau et les bains de mer se multiplient.

De tous les temps, ces bains ont été employés en thérapeutique. On leur attribue quelquefois des effets trop généraux.

D'après les savants professeurs Ratier et Andral, peu de moyens offrent une aussi grande énergie.

Un grand nombre d'enfants lymphatiques, scrofuleux et rachitiques se rend chaque année aux bains de mer de Biarritz.

Quelques-uns sont radicalement guéris; les autres y trouvent une notable amélioration.

Lymphatisme.

On ne peut se figurer quelle influence salutaire exercent l'air pur et vivifiant de la mer, et les bains de mer sur ces enfants pâles, étiolés, aux yeux caves et cernés, à la démarche vacillante, tristes, inquiets, sans appétit, sans forces.

Après un ou deux mois de séjour sur nos bords maritimes, après trente à quarante bains, ils se retirent presque tous avec le teint coloré, l'appétit ouvert, les forces musculaires doublées, gais et jouissant de cette animation qui caractérise les enfants d'une forte constitution.

Scrofules.

Les *Scrofules,* ce fléau de l'enfance, cette maladie si cruelle, qui engendre une foule d'affections organiques et se termine si souvent par la phthisie tuberculeuse, trouvent toujours aux bains de mer une amélioration sensible, et quelquefois une cure radicale.

Que les *Scrofules* soient le résultat d'un virus particulier d'une pituite épaisse fixée sur les ganglions lymphatiques, d'un vice spécifique de la lymphe (*humoristes*), ou bien d'une faiblesse radicale des vaisseaux et des ganglions lymphatiques, de l'altération de la nutrition, d'un vice d'animalisation (*solidistes*), ou enfin que cette maladie soit produite par une inflammation du système lymphatique (*physiologistes*), il est facile de constater dans cette affection une modification générale et profonde de l'organisme, due à une infinité de causes qu'il serait trop long d'énumérer.

Cette maladie se reconnaît aux symptômes suivants : *Chairs blafardes et molles* ; *bouffissure du visage* ; *gon-*

flement de la lèvre supérieure, des ailes du nez, accompagné souvent d'une inflammation fixée au pourtour de l'ouverture des narines; ophthalmies quelquefois rebelles; tumeurs sur le trajet des ganglions lymphatiques, mobiles sous la peau, indolentes, dures d'abord, et se ramollissant après un certain temps. Souvent la peau, qui recouvre ces tumeurs, s'amincit et s'ulcère : il s'écoule par cette ouverture un liquide séro-purulent chargé de flocons albumineux.

Quelquefois cette suppuration abondante diminue et est remplacée par un suintement qui dure pendant des mois, des années entières, et plonge les scrofuleux dans la tristesse et le marasme.

Presque toujours, la cicatrisation de ces ulcères s'opère lentement, et laisse des traces indélébiles de la maladie.

L'engorgement des ganglions lymphatiques se manifeste le plus souvent autour du cou : il peut exister aux aisselles et aux aines.

Tel est en raccourci le tableau de la maladie scrofuleuse. A chaque pas l'on rencontre à Biarritz, pendant la saison des bains, des enfants atteints de cette cruelle affection.

Le plus grand nombre retire les meilleurs effets des bains de mer administrés convenablement.

VIe OBSERVATION. — M. X..., âgé de 12 ans, d'une faible constitution, présente ces divers symptômes de la maladie scrofuleuse : *Teint pâle, jaunâtre; figure bouffie; ventre gros et dur; ganglions du cou engorgés;*

ophthalmie intense des deux yeux avec photophobie; appétit faible; digestion difficile, et selles souvent diarrhéiques. Rien d'anormal dans les autres organes.

En vain pendant deux mois il a suivi exactement une médication antiscrofuleuse ; en vain il a été soumis à l'usage de divers collyres, l'ophthalmie résiste à tous les moyens employés ainsi que l'engorgement glandulaire.

Son médecin l'envoie aux bains de mer de Biarritz.

Il prend chaque matin, au Port-Vieux, un bain de six minutes, et, après le bain, un pédiluve sinapisé.

Les huit premiers bains firent disparaître la photophobie et les vives douleurs qu'il endurait.

L'ophthalmie diminuait chaque jour, et après vingt cinq bains, il ne restait plus qu'une légère rougeur des paupières, qui céda à l'action d'un collyre au nitrate d'argent.

L'engorgement ganglionnaire du cou n'avait pas complétement disparu. J'ajoutai à l'action des bains des frictions, matin et soir, sur les glandes engorgées, avec une pommade à l'iodure de plomb.

J'ai appris deux mois après son départ de Biarritz que l'engorgement glandulaire avait disparu, que la constitution du petit malade s'était fortifiée et qu'il jouissait d'une bonne santé.

VIIe OBSERVATION. — Mlle X..., âgée de 7 ans, d'une très-faible constitution, est venue d'Espagne aux bains de Biarritz dans l'état suivant : *Teint pâle ; chairs molles ; membres inférieurs grêles ; ventre gros et dur ;*

gonflement de la lèvre supérieure et des ailes du nez, autour desquelles existent des croûtes exémateuses; rougeur des paupières; ulcération et suppuration abondante des ganglions du cou.

Je conseille un bain, chaque matin, de quatre minutes au Port-Vieux, un régime tonique, des frictions sur tout le corps avec de la flanelle après chaque bain, le soir en se couchant, et de l'exercice au soleil, la tête couverte.

Après les quinze premiers bains de mer froids, la petite malade recouvrait de l'appétit et des forces; son teint se colorait. La suppuration diminuait considérablement, et les ulcérations commençaient à se cicatriser.

Je lui fis prendre des bains plus actifs, à la Côte des Basques, de cinq minutes, et, sous leur influence, le ventre diminua graduellement de volume, les ulcérations se cicatrisèrent complétement, et les croûtes, qui la défiguraient, disparurent.

VIIIe OBSERVATION. — M. X..., âgé de 13 ans, d'une assez bonne constitution, a été fatigué, pendant trois ans, par la maladie scrofuleuse, qui s'est fixée sur la main droite et a produit de graves désordres.

Les trajets fistuleux sont cicatrisés, mais la main est déformée; les doigts ont perdu leurs mouvements; les muscles des régions palmaires sont encore engorgés et forment une masse informe.

L'appétit est excellent, les organes internes à l'état normal.

Je conseille un bain, chaque jour, de dix minutes, au Port-Vieux; des frictions vives avec l'eau de mer sur la main, et l'usage continuel de la main déformée pour écrire et pour jouer.

Après soixante bains de mer froids, pris avec un intervalle de six jours de repos, après trente bains M. X... se sert parfaitement de sa main droite.

Les doigts ont repris leurs mouvements naturels, et les muscles se sont tellement allongés et aplatis, que la difformité a complétement disparu.

Cette main est encore faible; mais les frictions, continuées chaque jour ainsi que l'exercice, rétabliront les forces musculaires.

Ces observations, que je pourrais multiplier, prouvent que l'air et les bains de mer doivent être employés contre toutes les formes de la maladie scrofuleuse.

Ces moyens ne suffisent pas toujours pour produire une guérison radicale.

Il est souvent utile et même nécessaire de leur associer d'autres moyens thérapeutiques, pour hâter la cure de cette affection si grave et si terrible.

Rachitisme.

Si la maladie scrofuleuse a été considérée comme l'exagération du tempérament lymphatique, ne peut-on pas dire que le rachitisme naît quelquefois du dernier degré de l'affection scrofuleuse ?

Presque tous les rachitiques que j'ai observés à

Biarritz, avaient déjà éprouvé quelque accident des scrofules.

D'après le docteur Rufz, qui s'est occupé d'une manière spéciale de cette affection, le premier âge, à partir de l'époque du sevrage, est le plus favorable à sa production. Elle attaque quelquefois le squelette en entier ; mais ses effets les plus marqués, les plus constants se portent sur le rachis.

Le sexe féminin prédispose au rachitisme dans la proportion de quinze filles pour un garçon.

Sur vingt enfants rachitiques, le docteur Rufz en a compté treize de l'âge de 2 ans, quatre de 3 ans, deux de 5 ans, un seul de 10 ans.

Cependant ceux que j'ai observés à Biarritz étaient âgés cinq de 7 à 8 ans, un seul de 4 ans.

Cette observation n'infirme en rien celle du docteur Rufz, parce que les parents répugnent à conduire aux bains de mer leurs enfants à l'âge de 2 à 3 ans.

Ils commettent une fatale erreur, parce qu'il est essentiel d'arrêter cette maladie à son début, d'autant mieux qu'elle naît sous l'influence de causes longuement débilitantes et alors même que ces enfants si jeunes ne pourraient d'aucune manière supporter les bains de mer froids, les bains de mer chauds, le séjour sur les bords maritimes, une médication tonique sagement administrée, produiraient d'heureux effets et pourraient arrêter dans sa marche cette cruelle maladie, qui fait de si affreux ravages.

Parmi les rachitiques que j'ai soignés, plusieurs ont retiré des bains de mer les effets les plus avantageux :

je me contenterai de citer les observations suivantes.

IXe OBSERVATION. — Mademoiselle X..., âgée de 5 ans, présente quelques signes de la maladie scrofuleuse. Sa figure est assez colorée, sa constitution assez bonne; elle est très-petite pour son âge; sa croissance a été arrêtée par les vives souffrances qu'elle a endurées. On trouve aux aines quelques ganglions engorgés et au cou des cicatrices récentes; il existe une incurvation de la colonne vertébrale et trois fistules qui suppurent assez abondamment depuis quatre mois: deux à gauche, au niveau de la première et quatrième vertèbres dorsales, et la troisième à droite au niveau de la deuxième lombaire. Le pus est clair, aqueux et de bonne nature; les trajets fistuleux ont été sondés, les vertèbres n'étaient point cariées.

Du reste, la petite malade n'est pas très-épuisée; elle conserve un bon appétit, ses digestions sont bonnes, les organes internes sont à l'état normal.

Elle prend chaque jour à la côte du Moulin un bain froid de 4 à 5 minutes. Après les quinze premiers bains qu'elle supporte très-bien, l'écoulement fistuleux commence à diminuer, et au trentième bain il avait complétement cessé.

A son départ de Biarritz, les fistules étaient cicatrisées et le système osseux était consolidé.

Je conseillai des bains aromatiques, un corset mécanique, et je recommandai à la mère de ramener sa fille à Biarritz, persuadé que cette difformité disparaîtra sous l'influence des bains de mer continués pendant plusieurs saisons.

Xe OBSERVATION. — Mademoiselle X..., âgée de 7 ans, est venue aux Bains de Biarritz sur l'avis du professeur Serres, dans l'état suivant : *Face jaunâtre et bouffie, cou court et gros, poitrine large et aplatie sur les côtés, sternum proéminent, gibbosité apparente depuis un an au côté gauche de la colonne vertébrale et au niveau de la deuxième vertèbre dorsale ; une fistule, qui depuis environ six mois, laisse suinter un liquide clair, aqueux assez abondant ; point de carie de la vertèbre ; caractère triste, inquiet; appétit faible ; digestions mauvaises.* Rien d'anormal dans les organes internes.

Les premiers 20 bains pris au Port-Vieux de cinq minutes avec des frictions sur les membres et le long de la colonne vertébrale, augmentent les forces de cette petite fille et diminuent considérablement l'écoulement fistuleux.

Après 20 autres bains de cinq minutes pris à la Côte du Moulin, la fistule était cicatrisée, l'appétit ouvert et les digestions faciles.

Il semblait que la malade avait un peu grandi et que son buste s'était allongé.

La gibbosité persistait encore : la malade fut soumise à l'usage de l'huile de foie de morue et d'un corset mécanique. Ces deux malades sont revenus aux bains de mer trois années consécutives, et leur gibbosité diminue chaque année d'une manière visible. J'ose espérer qu'elle disparaîtra complétement ; car le docteur Pravaz, dans un excellent mémoire sur l'Orthopédie et ses relations nécessaires avec l'organoplastie, a formulé les conclusions suivantes, déduites d'un grand nombre de faits :

« 1° Quelle que soit la cause qui détermine l'inflexion « vicieuse du rachis, il est presque toujours possible « de la combattre avec succès au début de sa défor- « mation. »

« 2° Les seuls efforts de la nature conservatrice et « médicatrice suffisent quelquefois pour arrêter les « progrès de la déformation, et même l'effacer com- « plétement. Mais il serait imprudent de compter « exclusivement sur cette tendance orthomorphe de la « force plastique. »

Rhumatisme.

Le rhumatisme est une maladie complexe dans laquelle dominent deux éléments : l'élément inflamatoire et l'élément nerveux.

Elle attaque d'une manière spéciale les systèmes fibreux et musculaires. On a beaucoup discuté sur l'état inflammatoire du rhumatisme. Plusieurs auteurs se fondent sur sa mobilité singulière pour rejeter toute espèce d'inflammation.

Cependant l'on ne peut s'empêcher de reconnaître que cette affection est le plus souvent accompagnée d'un état fluxionnaire douloureux, que l'inflammation seule peut produire.

Quelquefois on a pu confondre le rhumatisme avec la névralgie. Alors l'élément nerveux dominait sans apparence d'inflammation.

On a pu le confondre aussi avec certaines douleurs des membres, symptômatiques d'une affection du cerveau ou de la moelle épinière. Dans ce cas, il était difficile deconstater des phénomènes d'une inflammation franche.

Pour preuve que l'élément inflammatoire existe dans le rhumatisme, le professeur Bouillaud a signalé dans ces derniers temps une loi de coïncidence entre le rhumatisme articulaire et l'endocardite.

Cette loi a été reconnue et constatée par tous les observateurs.

Comme les auteurs ne sont pas bien fixés sur la nature du rhumatisme, le traitement a beaucoup varié. Pour les uns, la saignée ; pour les autres, l'opium et ses composés ; pour ceux-ci, l'émétique à haute dose, pour ceux-là, le nitrate de potasse sont des moyens héroïques.

Ces divers médicaments peuvent être utiles dans des cas particuliers ; mais quand le rhumatisme est passé à l'état chronique, que les systèmes fibreux et musculaires ont perdu de leur vitalité ; quand les muscles sont rigides, incapables des mouvements énergiques ordinaires et qu'ils font éprouver de la gêne et de la douleur, lorsqu'on les met en action, les bains de mer soit chauds, soit froids produisent d'excellents résultats.

Les exemples de guérison par ces moyens sont très-nombreux, mais je ne relaterai que les observations suivantes :

XIe OBSERVATION. — M. X..., âgé de 60 ans, d'un tempérament nerveux, d'une forte constitution, avait été atteint à deux reprises d'un rhumatisme articulaire aigu à l'épaule et à la cuisse gauche. Depuis ces fortes attaques, qui avaient cédé, après deux mois de souffrances à un traitement énergique par les saignées, les sangsues et les sudorifiques, il ressentait chaque année, vers la fin du printemps et au commencement de l'hiver quelques symptômes de cette affection, qui l'avait fait tant souffrir.

Plusieurs années, malgré son âge, il prit sans conseil 15 à 20 bains de mer froids, qui firent cesser les premières atteintes du mal.

Trois ans s'écoulèrent sans rhumatisme, grâce aux bains qu'il prenait chaque année dans le courant de juin et d'octobre.

La quatrième année, soit qu'il redoutât l'action des bains de mer froids, soit qu'il n'éprouvât plus les symptômes de son affection, il négligea de prendre quelques bains de mer selon sa coutume. Aussi l'hiver suivant fût-il attaqué de la manière la plus violente. La cuisse et la jambe gauche restèrent prises pendant trois mois; il pouvait à peine se traîner appuyé sur deux cannes; il ressentait un froid glacial dans le membre malade, et parfois il souffrait horriblement de son rhumatisme.

A l'arrivée de l'été il se hâta, malgré la grande amélioration qu'il éprouvait, de prendre des bains de mer froids.

Les trois premiers réveillèrent ses douleurs; mais

après 15 bains, il se trouva entièrement soulagé. Il ressentait plus de force dans les muscles de la partie malade. Le froid désagréable qu'il y éprouvait presque continuellement, fut remplacé par une douce chaleur.

Depuis cette époque, le rhumatisme se fait à peine sentir et malgré son âge M. X..., habitué à l'action des bains de mer froids, en prend chaque année de 15 à 20.

XIIe OBSERVATION. — M. X..., âgé de 36 ans, d'un tempérament nervoso-sanguin, d'une forte constitution éprouve depuis 3 ans, dans l'articulation scapulo-cruméraIe droite une douleur rhumatismale qui par intervalle, le fait horriblement souffrir et gêne les lauvements du bras.

Il prend sans conseil des bains de mer froids à la Côte du Moulin, de 30 à 40 minutes. Ces premiers bains ne font qu'exaspérer la douleur. Mécontent de ce résultat, il renonce à ces bains et se dispose à quitter Biarritz. Avant de partir, il vient me raconter ce qui lui est arrivé. Je l'engage vivement à continuer l'usage des bains de mer avec quelques précautions. Ainsi la durée des bains est réduite de 40 minutes à 10 ou 15 au plus, et je recommande des frictions vives avec de la flanelle sur la partie douloureuse, matin et soir.

M. X..., prend ainsi 20 bains de mer froids et au quinzième, la douleur avait complétement disparu et les mouvements de l'articulation étaient plus faciles.

Cette exaspération de la douleur qu'ont éprouvée

ces deux malades, le plus grand nombre des rhumatisants qui fréquentent les bains de mer, l'éprouve. Il est nécessaire de signaler cette particularité, parce que certains malades effrayés de ce triste résultat, renonceraient à l'emploi de ces bains, qui, continués avec quelques précautions produisent, le plus souvent la guérison.

Il arrive même quelquefois que les premiers bains de mer froids réveillent des douleurs rhumatismales, qui n'existaient plus depuis un certain temps; mais en continuant l'usage de ces bains, ces douleurs disparaissent rapidement, et les parties malades recouvrent plus de force pour résister à l'action des causes qui provoquent les rhumatismes.

En général les individus d'un certain âge atteints de rhumatismes chroniques, devront débuter par quelques bains de mer chauds, dont la température sera graduellement abaissée jusqu'à 25° c.

Si les bains de mer sont d'une utilité incontestable dans les rhumatismes chroniques, on peut dire qu'ils sont nécessaires pour combattre ces dispositions rhumatismales, qui se révèlent par une vive sensibilité aux influences atmosphériques, par des refroidissements presque continuels dans les membres et par une tendance particulière aux fluxions et au gonflement œdémateux du tissu cellulaire.

XIIIe OBSERVATION. — M. X..., âgé de 45 ans, d'un tempérament nerveux, d'une constitution délicate, éprouve une si vive sensibilité de la peau et de certains organes aux influences atmosphériques, que le moindre courant d'air excite la toux, et s'il n'a pas le plus grand soin de changer de linge, quand la transpiration s'établit, il éprouve des douleurs rhumatismales dans les articulations.

Le larynx et les poumons, sans être atteints profondément, sont facilement irrités. Chaque hiver, M. X..., est fatigué par une toux fréquente et opiniâtre.

Après avoir fait usage des Eaux-Bonnes pendant plusieurs saisons sans un résultat bien avantageux, il se décide sur mon avis à prendre les bains de mer froids avec les plus grandes précautions ; ainsi chaque bain de mer froid de 10 minutes pris au Port-Vieux est suivi de frictions vives sur la poitrine et sur les articulations.

M. X..., supporte très-bien ces bains et après en avoir pris 40 à 45, il trouve que sa vive impressionnabilité aux influences atmosphériques diminue, que les transpirations ne sont plus si faciles, et l'hiver suivant, il est délivré des douleurs articulaires qui le fatiguaient si souvent et de cette toux qui faisait redouter une affection grave.

Les bains de mer sont recommandés avec raison contre certaines névralgies chroniques et quelques névroses du système ganglionnaire, qui se montrent sous des formes si singulières et si variées.

XIVe OBSERVATION. — M. X..., âgé de 48 ans, d'un tempérament sanguin, d'une forte constitution, d'une vie active, est atteint depuis deux ans d'une névralgie qui occupe la région pectorale et le bras gauche.

Au moment de son arrivée à Biarritz, il est encore sous l'influence de la douleur névralgique.

Cette douleur a été provoquée par des transitions subites et fréquentes du chaud au froid, Les organes internes sont à l'état normal. Redoutant une recrudescence de la douleur par l'action du bain froid, M. X..., prend quelques bains de mer chaud à 30° c., et cette température est graduellement abaissée jusqu'à 25° c.

Après l'usage de dix bains de mer chauds, je conseille des bains de mer froids à la côte du Moulin, de 10 minutes, et de vives frictions avec de la flanelle sur les parties douloureuses après chaque bain.

M. X. a pris 20 bains de mer froids avec les précautions nécessaires, et ses douleurs ont complètement disparu.

XVe OBSERVATION. — M. X.., âgé de 27ans d'un tempérament nerveux, d'une constitution très délicate, usé par les plaisirs et les excès, marié depuis deux ans, est atteint d'une céphalalgie presque continuelle, accompagnée d'une gastralgie assez vive, dont les principaux symptômes sont : langue blanche et épaisse, appétit peu développé, digestions longues et pénibles; sentiment de gêne et de pesanteur à l'épigastre, sans vomissement ni douleur à la pression, éructations fréquentes, accompagnées quelquefois d'un liquide amer, prostration des forces, pouls petit, concentré; profond dégoût, disposition à la mélancolie, constipation fréquente. Les poumons et le cœur sont à l'état normal.

Cette gastralgie, ainsi que la céphalalgie, persistent depuis un an, malgré le traitement employé par son médecin ordinaire, qui l'a envoyé de Madrid aux bains de Biarritz,

Trente bains de 10 à 15 minutes pris au Port-vieux avec des affusions sur la tête durant le bain et des pédiluves sinapisés après le bain ont diminué la fréquence et l'intensité de la céphalalgie. L'appétit s'est ranimé, les digestions sont meilleures, les forces physiques ont augmenté et le moral est moins obsédé par des idées tristes et noires.

Cependant la constitution de M. X.., est encore bien délicate il est soumis à l'usage des pastilles; de Vichy après chaque repas, des ferrugineux matin et soir, et d'une alimentation tonique prise en petite quantité.

XVIe OBSERVATION.—M. X.., âgé de 50 ans, d'un tempérament nerveux, d'une faible constitution, d'un teint pâle, jaunâtre, est atteint depuis plusieurs années d'une gastralgie qui le fatigue vivement, et le force à suivre le régime le plus sévère, malgré son bon appétit.

Le moindre écart dans la quantité des aliments qui doivent être choisis, excite les douleurs gastralgiques et rend la digestion très pénible.

M. X.., n'éprouve jamais de vomissement, mais de fréquents rapports acides; sa langue est épaisse et blanche. La conversation produit facilement une salive épaisse et écumeuse, l'estomac est peu sensible, à la pression, il éprouve parfois la sensation d'un liquide qui tomberait d'un point élevé dans le bas-fond de l'estomac. La constipation est habituelle et de 48 heures; le pouls est petit, concentré, réglé ; les autres organes sont à l'état normal.

Les premiers bains de mer pris à la côte du Moulin sans règle et sans précautions, ne font qu'exaspérer le mal.

La durée du bain est réduite de 20 minutes à 10 minutes, et je conseille des pédiluves sinapisés après chaque bain, des frictions sur l'estomac avec 10 gouttes de laudanum de Sydenham quatre heures après le principal repas, qui doit être composé de viandes blanches rôties et l'usage d'un demi lavement d'eau de mer tous les deux jours.

Après avoir pris 22 bains de mer froids avec ces précautions, après avoir suivi le régime indiqué, M. X..., se trouve soulagé ; son estomac n'est plus irritable ; ses digestions sont plus faciles ; sa constipation a diminué, sont teint est plus coloré et sa constitution évidemment fortifiée.

Il se rend aux eaux de Cauterets espérant compléter sa guérison.

Nous venons de voir par les observations précédentes, que les bains de mer ont produit des effets remarquables dans les rhumatismes et les névralgies chroniques, les observations suivantes prouveront qu'ils ne sont pas moins efficaces dans quelques affections de la moëlle épinière de cause rhumatismale, dans la chorée, dans le tic douloureux de la face, etc.

XVIIe OBSERVATION. (1) Madame X..., âgée de 32 ans, d'un tempérament lymphatique, d'une assez bonne constitution, veuve depuis deux ans, a eu trois couches heureuses et deux fausses couches à 28 ans. A part une légère éruption d'herpès furfuracé, elle n'a jamais été malade.

Après avoir fait des courses à cheval très-fatigantes dans les Pyrénées, après s'être exposée à plusieurs reprises à un froid excessif, elle éprouve des dérangements dans sa menstruation toujours régulière, et sa santé commence à s'altérer sensiblement.

En décembre et en janvier, madame X..., se sent moins forte, marche péniblement et éprouve de fréquents maux de tête. A ces douleurs se joignent un coryza et une bronchite aigue avec une névralgie faciale gauche et une rétention d'urine. On sonde et, après cette opération, l'émission de l'urine devient facile. La névralgie prend un caractère intermittent, qui est combattu par le sulfate de quinine.

La malade se trouvant mieux, quitte sa chambre malgré sa grande faiblesse, s'expose au froid et ne tarde pas à ressentir la névralgie faciale, les maux de tête et une nouvelle rétention d'urine avec une faiblesse plus grande dans les membres inférieurs.

On emploie une potion calmante, des bains de siége et des fomentations émollientes sur l'abdomen.

Le mal s'aggrave et le docteur Lembron, appelé en consultation, constate de la faiblesse et des fourmille-

(1) Cette observation est du docteur Lembron.

ments dans les membres inférieurs; une diminution de sensibilité dans la côte gauche et quelques fourmillements dans les membres supérieurs. Les mouvements du bras et de la main droite sont mal assurés ; il y a une nouvelle retention d'urine.

On sonde, l'urine est trouble et neutre, le rectum est paralysé; la malade éprouve des sensations douloureuses dans le ventre, des vomissements fréquents et une légère déviation de la bouche avec un certain embarras de la parole. La langue n'est pas déviée; la malade éprouve quelque difficulté à avaler les boissons; les sens sont intacts, l'intelligence est conservée.

La pression exercée le long de la colonne vertébrale excite une vive douleur au niveau de la sixième et septième vertèbres cervicales et une sensation moins douloureuse au niveau des première, deuxième, troisième et quatrième vertèbres dorsales.

Le pouls est de 68 à 70 pulsations, petit, filiforme et dépressible.

On emploie les sangsues au niveau des sixième et septième vertèbres cervicales, des lavements purgatifs, des sinapismes, que l'on promène sur les membres inférieurs et des vésicatoires volants le long de la colonne vertébrale.

L'état de la malade est amélioré par ce traitement. Cependant M. le docteur Bretonneau de Tours, appelé en consultation, ordonne six cautères avec le caustique de Vienne, appliqués par paires et successivement en regard des points douloureux de la colonne vertébrale;

des boissons diurétiques, des lavements purgatifs et des pilules aloétiques. Sous l'influence de cette médication, les phénomènes morbides s'amendent. La malade peut se lever, se promener en voiture et peu à peu les douleurs abdominales se calment, les urines sont rendues facilement; elles deviennent alcalines et laissent déposer du mucus; il faut aider les garde-robes.

Cet état d'amélioration persiste jusqu'aux premiers jours de juin. A cette époque on applique des ventouses sèches le long de la colonne vertébrale. et des douches alcalines, tempérées d'abord puis froides sont données chaque matin sur la même partie.

Sous l'influence de ce nouveau traitement, la malade recouvre des forces; comme elle marche avec beaucoup de difficulté, que la pression développe de la douleur sur les vertèbres dorsales, que les urines sont encore difficiles et neutres et les garde-robes pénibles, on prescrit les bains de mer de Biarritz.

Madame X..., prend avec les plus grandes précautions les bains de mer froids à la côte du Moulin, où on doit la porter.

Après 12 bains, elle peut faire sur le bord de le mer une promenade de deux heures sans être fatiguée et après 30 bains, elle marchait aussi facilement qu'avant sa maladie. La constipation n'était plus si opiniâtre; les urines rendues avec facilité étaient encore troubles et neutres.

Madame X... va visiter l'Espagne, prend encore des bains de mer à Saint-Sébastien et à Bilbao et revient vers la Toussaint dans un état complet de guérison.

Pendant l'hiver qui suivit cette saison madame X... éprouva encore quelques douleurs dans le dos et de la constipation. Des soins hygiéniques et des ventouses sèches promenées sur la colonne vertébrale firent disparaître les derniers accidents de cette grave affection, que les bains de mer pris avec les plus grandes précautions avaient guérie.

XVIIIe OBSERVATION. — Madame X..., âgée de 54 ans, d'un tempérament nervoso-sanguin, d'une constitution forte, d'une vie active à la campagne, qu'elle habite toute l'année, d'une santé excellente avec des menstrues régulières jusqu'à l'âge de 50 ans, époque où elles ont cessé, sans la moindre souffrance, éprouve depuis 3 mois une faiblesse excessive dans les extrémités inférieures ; elle ne peut plus se tenir longtemps debout ni faire de longues promenades sans un appui. Parfois elle éprouve la sensation pénible d'un froid glacial, qui parcourt les membres affectés.

Cette grande faiblesse a commencé par une douleur vive au petit doigt du pied gauche sans rougeur, ni gonflement ; du petit doigt cette douleur s'est étendue à tout le pied, surtout à la face plantaire. Bientôt elle a gagné la jambe avec des crampes violentes et fréquentes dans le mollet ; enfin la jambe droite est devenue elle-même faible et douloureuse et la douleur a gagné les fesses et le coccyx.

On n'a jamais pu rien apprécier ni par la vue ni par le toucher.

Madame X... n'éprouve aucune gêne pour mouvoir le buste, qui est très-allongé, sur les articulations coxo-fémorales. Ni une pression vive, ni le contact d'un corps chaud ou froid promené le long de la colonne vertébrale ne font éprouver aucune sensation douloureuse. Les organes internes sont dans un état normal et fonctionnent parfaitement. Madame X... conserve un embonpoint qui semble augmenter malgré les douleurs qu'elle éprouve et les insomnies qui la fatiguent.

Cette semi-paraplégie, qui a résisté pendant plus d'un an à une médication continuée avec soin, est compliquée d'accidents sérieux du côté de l'utérus. Madame X... éprouve une leucorrhée abondante, accompagnée souvent d'une *ménorrhagie*, qui la force à se tenir couchée, elle éprouve de vives douleurs au bas des reins et des tiraillements dans les aines. Le col de l'utérus est très rouge ; les lèvres du museau de tanche sont enflammées ; au côté gauche de la commissure des lèvres existent deux petites ulcérations superficielles ; le plus souvent le col est baigné dans un liquide glaireux, qu'il faut enlever avec un pinceau, pour découvrir les ulcérations.

Six cautérisations à huit jours d'intervalle avec le nitrate d'argent font cicatriser les ulcérations.

Les injections émollientes d'abord, puis astringentes, ont diminué le catharre utérin ; mais quelquefois ces injections produisent des douleurs si vives dans l'abdomen, que la malade est forcée de renoncer à leur usage.

Pendant son séjour à Biarritz, qui dure trois mois, madame X... prend sous ma surveillance au Port-Vieux 60 bains de mer froids, qui produisent les plus heureux résultats.

Les douleurs et les crampes sont moins vives et moins fréquentes ; les nuits sont moins agitées ; la sensation pénible de froid qu'éprouvait la malade dans les extrémités inférieures a disparu et ses forces ont augmenté. Madame X... peut se tenir longtemps debout et faire de longues promenades sans être fatiguée. La ménorrhagie a complétement disparu avec les douleurs dans les reins et aux aines, et le catharre utérin diminue chaque jour sous l'influence des injections avec l'eau de mer.

Cette observation intéressante sous plusieurs rapports, présente les réflexions suivantes.

Y a-t-il chez madame X... deux affections distinctes, ou bien la semi-paraplégie est-elle produite par la ménorrhagie ?

Malgré les observations du savant professeur Rayer et celles du docteur Montard-Martin, qui prouvent que certaines paraplégies sont produites par des hémorrhagies utérines, je suis fondé à penser que ces deux affections de madame X... sont bien distinctes, puisqu'elle a éprouvé la paraplégie quelque temps avant la ménorrhagie, et que cette paraplégie persiste encore à un faible degré sans doute, depuis la guérison de la ménorrhagie, qui était évidemment produite et entretenue par les ulcérations du col utérin.

Cette semi-paraplégie est-elle le résultat d'un rhumatisme ou d'une congestion sanguine des enveloppes de la moelle avec lésion des nerfs sacrés de la cinquième paire ?

La persistance de la maladie éloignerait tout d'abord l'idée de rhumatisme ; mais comme elle ne s'aggrave point, que la vessie, le rectum sont à l'état normal, qu'il y a au contraire une amélioration notable par l'usage des bains de mer froids, je pense que la congestion de la queue de cheval est de cause rhumatismale. d'autant mieux que la malade, qui habite la campagne, s'est exposée et s'expose souvent au froid et à l'humidité.

XIXe OBSERVATION. — M. X..., âgé de 7 ans, d'une assez bonne constitution, d'un tempérament nerveux, éprouve, à la suite de quelques fièvres, dont la nature paraît avoir été inflammatoire, tous les symptômes d'une chorée intense. Agitation presque continuelle de tous les muscles avec impossibilité de se tenir debout et de porter le moindre aliment à la bouche. Les muscles de la face sont eux-mêmes agités : la bouche grimace d'une manière horrible, et quelque fois il mord sa langue ; l'appétit est mauvais, la digestion pénible et la constipation de 48 heures. Le sommeil est léger et de courte durée ; quoique couché, l'agitation musculaire persiste moins forte et ne cesse que pendant le sommeil. L'intelligence est affaiblie, le pouls est petit et précipité, à 80 pulsations. On ne peut apprécier la moindre lésion ni des organes internes, ni de la moelle épinière.

Après trois mois d'une médication active, qui n'a

produit aucune amélioration, son médecin l'envoie aux bains de mer de Biarritz.

Une simple immersion au Port-Vieux avec quelques affusions sur la tête est conseillée, et peu à peu l'on prolonge la durée du bain jusqu'à trois minutes avec les affusions sur la tête, un pédiluve sinapisé après le bain, et chaque jour on lui fait respirer l'air de la mer pendant trois heures.

Après quinze bains de mer pris avec ces précautions, l'appétit se ranime, la digestion est plus facile et l'agitation musculaire moins forte et moins continue. Les muscles semblent se développer ; on continue chaque jour le bain de trois minutes avec les affusions sur la tête, et l'on ajoute des frictions vives sur les membres et le long de la colonne vertébrale avec de la flanelle matin et soir.

Après trente-cinq bains, le petit malade pouvait se tenir debout pendant quelques minutes, porter les aliments à sa bouche et maîtriser l'agitation musculaire. Enfin, après cinquante bains, les affusions sur la tête et les frictions continuées avec soin, il pouvait se rendre à pied au Port-Vieux et faire d'assez longues promenades ; si les mouvements musculaires n'étaient pas toujours sûrs, il pouvait réprimer et contenir ceux qui étaient trop désordonnés. En un mot, la volonté avait repris sa puissance, l'appétit devenait excellent, la digestion facile ; la constipation avait cessé et le petit malade engraissait.

Cette cure produite pas l'action des bains et des affusions d'eau de mer s'est consolidée, et cet enfant jouit maintenant d'une excellente santé. Il a repris toute son intelligence.

XXe OBSERVATION. — M. X..., âgé de 52 ans, d'un tempérament nervoso-sanguin, d'une forte constitution, d'une excellente santé, est fatigué depuis cinq ans par un tic de la face, qui convulsionne d'une manière pénible la paupière inférieure de l'œil droit. Ce mouvement convulsif qu'il ne peut attribuer à aucune cause spéciale, a été traité en vain par diverses médications.

Les bains de mer froids, de trois à quatre minutes, pris au Port-Vieux avec des affusions sur la tête pendant trois saisons consécutives, ont triomphé de cette désagréable et douloureuse affection,

Les congestions cérébrales existant chez des sujets forts, pléthoriques, qui ont entraîné des accidents graves, deviennent une contre-indication formelle des bains de mer froids.

Mais quand ces congestions sont de nature nerveuse, qu'elles sont fréquentes et qu'elles existent depuis longtemps chez des individus faibles, lymphatiques et nerveux, l'air de la mer, les affusions et les bains de mer pris avec les plus grandes précautions, ont été d'une grande utilité.

XXIe OBSERVATION. — X..., âgé de 40 ans, d'un tempérament nerveux. d'une constitution faible, d'une vie active, est atteint presque continuellement de congestions cérébrales qui ne lui permettent pas de captiver son attention ni d'entreprendre aucun travail sérieux.

En 1849, après avoir éprouvé de profonds chagrins, il eut une fausse attaque d'apoplexie, qui, sans enlever le sentiment ni le mouvement dans aucun membre, lui fit perdre la connaissance pendant quelques minutes et dès ce moment, les congestions devinrent plus fortes et plus fréquentes.

A son arrivée à Biarritz, où il a été envoyé par son médecin, qui l'a déjà soumis pendant plusieurs mois à une médication tonique, qui a produit une amélioration sensible, il se trouve dans l'état suivant : Figure pâle, quelquefois jaunâtre ; caractère triste, inquiet, irrité ; pouls variable de soixante à soixante-dix pulsasions, respiration bonne et facile ; langue blanche, humide et large ; appétit assez bon ; digestions longues sans souffrances ; paresse du tube intestinal sans douleur à la pression ; constipation habituelle de quarante-huit heures ; sommeil agité, insommies, qui cessent après avoir pris un léger aliment ; pupilles souvent dilatées, surtout le matin ; rien d'anormal dans les autres organes.

Après s'être habitué pendant trois jours à l'impression de l'air salin, qui semble diminuer l'intensité et la durée des congestions cérébrales, il prend au Port-Vieux, par une mer calme un bain de 3 minutes avec des affusions sur la tête durant le bain, et un pédiluve sinapisé après chaque bain.

M. X... prend avec ces précautions 50 bains. La réaction a toujours été bonne et facile. Après les quinze premiers bains, le sommeil est devenu plus profond, le caractère moins irascible et, à son départ de Biarritz, les congestions cérébrales sont plus rares et moins fortes ; la constipation a cessé ; le système nerveux n'est plus si irritable ; il peut se livrer à l'étude, à la lecture pendant des heures entières sans être fatigué ; les digestions sont meilleures, enfin le malade se sent plus fort et se trouve en état de recommencer ses opérations commerciales.

Cependant, quelques mois après son retour à Paris, il m'écrit que la vie de fatigue et d'agitation qu'il mène dans la capitale ne peut lui convenir, que les congestions reparaissent, et qu'il va entreprendre un voyage en Italie.

XXIIe OBSERVATION. — Madame X..., âgée de 52 ans, d'un tempérament nerveux, d'une bonne constitution, éprouve des congestions cérébrales fréquentes avec des étourdissements et un froid continuel et vif aux extrémités inférieures, elle ressent parfois une surdité complète d'une oreille, qui disparait subitement et sans médication. La digestion est pénible et lente. Trois heures après le principal repas, les congestions deviennent plus fortes et, pendant une heure, madame X..., est incapable de faire aucune espèce de travail ni d'exercice. Elle a besoin d'un repos complet et d'un silence absolu. La menstruation a cessé depuis trois ans. La santé de madame X... a été excellente jusqu'au moment où de profonds chagrins ont provoqué ces congestions. Le médecin a traité cette maladie par la médication suivante : saignée de 500 grammes au moins chaque mois, révulsifs fréquents sur le tube intestinal et sur les extrémités inferieures, diète blanche, promenades et distractions à la campagne, antispasmosdiques variés chaque jour. Fatigué de ce traitement qui ne produit aucune amélioration, une consultation a lieu dans laquelle il est décidé qu'il convient de supprimer les émissions sanguines, de soumettre la malade à l'usage des viandes blanches rôties froides, en petite quantité à la fois, des boissons froides et de l'envoyer à Biarritz pour y respirer l'air de la mer et y prendre les bains de mer sous la direction du médecin-inspecteur. Tel est l'état de la malade à son arrivée à Biarritz : facies jaunâtre ; langue blanche, humide ; point de douleur par la pression vive ni à l'épigastre ni dans le tube intestinal ; appétit bon qu'elle ne peut satisfaire sans exciter des étourdissements, des raptus sanguins vers le cerveau ; constipation durant trois à quatre jours ; pouls petit, concentré ; congestions cérébrales fréquentes sans la moindre lésion dans le sentiment et le mouvement des membres, accompagnées souvent de la surdité d'une oreille. Les organes internes sont à l'état normal.

Après quatre jours de repos et de promenades sur le bord de la mer et sur les falaises, Madame X... prétend que cet air vif et frais de la mer qu'elle aime à respirer, lui enlève comme un poids très-lourd de dessus la tête et diminue la durée des congestions. Elle prend des bains de mer au Port-Vieux par une mer calme avec les précautions suivantes : affusions d'eau de mer sur la tête avant d'entrer dans le bain, répétées trois à quatre fois pendant le bain, qui ne dure que trois minutes ; pédiluve sinapisé et frictions vives avec de la flanelle sur tout le corps après chaque bain. Demi-lavement d'eau de mer tiède tous les deux jours.

La diète blanche est observée avec le plus grand soin, malgré la faim qu'elle éprouve.

Après deux mois de séjour sur les bords de la mer et 48 bains pris avec les plus grandes précautions, les congestions cérébrales ont diminué, la surdité a disparu. Les digestions sont plus faciles, et les crises qu'elle éprouvait trois heures après le principal repas ont cessé, et après quatre mois Madame X... se retire heureuse des résultats quelle a obtenus.

Sa constipation ne dure plus aussi longtemps. Elle jouit maintenant d'une bonne santé, qu'elle vient chaque année fortifier à Biarritz.

Ces deux observations prouvent d'une manière évidente les bons effets de l'air, des affusions et des bains de mer dans des affections qui, le plus souvent, résistent à toute espèce de médication.

L'air de la mer et les bains de mer froids sont d'une efficacité reconnue par de nombreux observateurs dans l'asthénie nerveuse et le *profluvium seminis*, chez les jeunes sujets, sans complication grave.

XXIIIe OBSERVATION.—M. X..., âgé de 17 ans, d'un tempérament lymphatique, d'une constitution délicate, épuisée par des accès de fièvre tierce qui ont duré quatre mois, est envoyé aux bains de Biarritz dans l'état suivant : Faiblesse générale extrême; figure d'une pâleur excessive ; gencives et lèvres exsangues ; langue blanche et recouverte d'un enduit saburral ; appétit faible, digestions mauvaises, diarrhée fréquente; respiration pénible et haletante; bruit de souffle dans les artères carotides; pouls faible, petit, précipité à 98 et 100 pulsations; palpitations du cœur sans bruit anormal ; œdème des extrémités inférieures disparaissant assez facilement ; faiblesse extrême de la vue augmentant depuis deux mois d'une manière si forte que le malade craint une cécité complète ; il n'y a point de lésion des verres de l'œil ; mais les pupilles sont dilatées et les yeux sont ternes.

Avant de commencer l'usage des bains de mer froids, le malade est soumis à la médication suivante : Infusion de Centaurée, un verre chaque matin à jeûn ; poudre de fer réduit par l'hydrogène, 20 centigrammes, deux fois par jour ; aliments toniques ; promenades sur les falaises et séjour presque continuel sur le bord de la mer; bains de mer chauds d'une demi-heure avec des affusions d'eau de mer froide sur la tête, et des frictions vives sur tout le corps et principalement sur la colonne vertébrale.

Après dix jours de cette médication suivie avec soin, M. X... prend au Port-Vieux des bains de mer froids de trois minutes, avec des affusions sur la tête, et, après chaque bain, un pédiluve sinapisé et des frictions.

Après 40 jours de séjour sur les bords de la mer et autant de bains de mer tant chauds que froids, pris avec les plus grandes précautions, ce malade est complétement rétabli. Il a repris des forces, de l'appétit et des couleurs ; ses digestions sont bonnes et faciles ; les palpitations du cœur et l'œdème des extrémités inférieures ont disparu ; sa vue s'est fortifiée, et l'amaurose par asthénie, qui était imminente, a été radicament guérie.

XXIVe OBSERVATION. — M. X..., agé de 15 ans, d'un tempérament nerveux, d'une constitution délicate, a été envoyé des Eaux-Bonnes aux bains de Biarritz par le médecin inspecteur, M. Darralde, dans l'état suivant : Figure pâle, maigre ; caractère triste, morose ; appareil digestif à l'état normal ; palpitations du cœur de nature nerveuse ; céphalalgies fréquentes ; faiblesse des extrémités inférieures et douleur au bas des reins ; *profluvium seminis* se représentant presque chaque nuit et quelquefois dans le jour.

Les huit premiers bains de mer froids pris sans conseil à la côte du Moulin, ne font qu'augmenter la céphalalgie et les palpitations. Ce malade était décidé à quitter Biarritz, lorsque je l'engageai vivement à choisir les bains plus calmes du Port-Vieux, à y rester cinq à six minutes au plus, et à prendre tous les jours deux pédiluves sinapisés, le premier après le bain de mer froid, et le second le soir avant de se coucher.

Ces bains produisirent le meilleur résultat. Après 30 bains pris avec ces précautions, M. X... avait recouvré des forces ; les palpitations du cœur et la céphalalgie avaient disparu, et le *profluvium seminis* avait considérablement diminué.

XXVe OBSERVATION. — M. X..., âgé de 19 ans, d'un tempérament nerveux, d'une constitution faible, pâle, maigre, hypocondriaque, épuisé par des habitudes de l'onanisme, est atteint de *profluvium seminis* avec des palpitations de cœur et une céphalée presque continuelle.

Comme ces palpitations et cette céphalée sont de nature nerveuse, et que tous les organes internes sont à l'état normal, les bains de mer chauds à 28 degrés et pendant 20 minutes de durée, avec des affusions d'eau de mer froide sur la tête durant le bain, et des frictions vives sur tout le corps et le long de la colonne vertébrale, sont conseillés.

Les dix premiers bains de mer chauds avec les affusions et les frictions, diminuent la céphalée et le *profluvium seminis.*

M. X... prend alors au Port-Vieux des bains de mer froids de cinq minutes avec des affusions, des frictions et un pédiluve sinapisé après chaque bain. La durée du bain de mer froid est augmentée graduellement jusqu'à dix minutes, et après 35 bains M. X... se trouve plus fort et le *profluvium seminis*, ainsi que la céphatée et les palpitations de cœur, qui le compliquaient et l'empêchaient de se livrer à toute espèce d'études sérieuses, a complétement disparu.

On ne saurait assez proclamer l'action efficace de l'air et des bains de mer pris avec quelques précautions chez les jeunes gens de 10 à 20 ans, pâles, faibles, amaigris, épuisés par les chaleurs de l'été et les excès de toute sorte.

Après un mois de séjour sur nos bords maritimes, après 30 à 40 bains ils deviennent frais et forts ; leur taille s'allonge, leurs muscles se développent, toute leur organisation s'est fortifiée. Ils ont repris de la santé et assez de force pour résister avec avantage à l'action des agents morbides.

Les bains de mer et surtout l'air maritime sont des moyens puissants, héroïques. pour hâter la convalescence et réparer les forces épuisées par des maladies longues et graves, qui ont plongé les malades dans le marasme, dans une faiblesse, une atonie des organes de la digestion, que l'on combat difficilement par les apéritifs et les autres moyens hygiéniques et thérapeutiques ordinairement employés.

L'air pur et tonique de la mer suffit le plus souvent à ces malades languissant dans une longue convalescence. On leur permet quelquefois quelques bains de mer chauds pour exciter l'organisme ; mais les bains de mer froids, même d'une très-courte durée, ne peuvent être conseillés qu'autant qu'une bonne réaction est assurée par l'état des forces vitales.

CHAPITRE VIII.

Considérations sur les maladies de la peau guéries par les bains de mer.

Le mot *dartre* est généralement employé pour désigner une maladie de la peau, quelle que soit sa forme et sa nature. Cette expression *dartre* est trop vague pour qualifier toutes les maladies de la peau. Une dartre est, aux yeux du vulgaire, une maladie repoussante, une affection contagieuse. Elle inspire un stigmate de réprobation à l'individu qui en est atteint, et fait quelquefois repousser de l'atelier le malheureux ouvrier qui a besoin de travailler pour vivre. Ce mot *dartre* porte la désolation dans le cœur du malade.

Aussi faudrait-il, comme le propose le professeur Duvergie et plusieurs auteurs modernes, le remplacer par celui de *dermatose*, qui n'entraîne d'autre idée que celle d'une maladie de la peau.

Les dermatoses se présentent sous mille formes variées.

Cette multiplicité de formes dépend de la structure complexe de la peau, que les travaux d'auteurs célèbres, tels que les *Cruischank*, les d'*Eichorn*, les *Blainville*, les *Dutrochet*, les *Kreuch*, les *Weber*, les *Flourens*, les *Roussel de Vauzène*, les *Breschet* surtout, ont fait connaître de la manière la plus claire. Ils ont démontré que la peau était composée d'un *derme*, espèce de lacis fibro-celluleux, dans lequel fonctionnent divers organes très-importants : de *papilles*, appareil présidant aux phénomènes d'innervation de la peau et aboutissant à la face externe sous la forme de petits renflements ; d'un appareil sudoripare, composé de petits canaux, qui sécrètent la sueur : d'un appareil d'exhalation lymphatique ; d'un appareil blennogène, chargé de sécréter la matière muqueuse, qui vient au dehors s'étendre sur la peau pour la lubréfier ; enfin d'un appareil chromatogène, qui sécrète la matière colorante de la peau.

Willan, dont la classification modifiée par Biett, est généralement adoptée, a établi huit ordres de dermatoses et a subdivisé chaque ordre en plusieurs genres.

Le docteur Casenave, dermatologiste distingué, vient de faire subir d'importantes modifications à la classification de Willan.

Sa classification repose sur la nature anatomique du siége des dermatoses. Au lieu de les diviser en exanthèmes, vésicules, bulles, pustules, etc., le docteur Casenave établit des groupes de dermatoses correspondant aux lésions fondamentales qui les constituent.

D'après Rayer, Biett, Willan, Duvergie et Cazenave, la nature du plus grand nombre des dermatoses, à quel ordre, à quel genre ou à quel groupe qu'elles appartiennent, est inflammatoire.

On suppose généralement que les dermatoses proviennent d'un vice interne, d'une diathèse dartreuse.

Cette cause souvent supposée, ce virus interne qui fait irruption dans telle ou telle circonstance, à tel ou tel âge, à telle ou telle saison, échappe aux plus minutieuses investigations, et cependant c'est ce virus dartreux qui se montre sous cent formes diverses, se transmet de générations en générations sous mille aspects différents, contrairement à tous les autres virus, qui se transmettent et se reproduisent toujours de la même manière, avec les mêmes symptômes, que l'on cherche à combattre, à détruire par une espèce de médicaments appelés dépuratifs, qui ne servent souvent qu'à pervertir les fonctions du canal digestif.

Il existe certainement des dermatoses qui sont entretenues par un vice interne, par une diathèse, qu'il faut combattre avant d'agir localement. Mais soutenir que toutes les maladies de la peau sont produites par une infection générale, par un vice interne, en un mot, par une diathèse dartreuse, c'est généraliser quelques faits, c'est considérer la peau comme une enveloppe inerte, qui éprouve fatalement les effets du virus dartreux, sans qu'aucune loi rationnelle préside à leur développement, à leur marche, à la diversité de leur caractère. C'est méconnaître les divers organes qui existent dans la peau, qui peuvent être affectés de diverses manières.

L'hérédité est aussi invoquée comme la cause la plus puissante des dermatoses. Cependant combien d'individus nés de parents sains sont affectés de dermatoses? Combien d'enfants parfaitement sains, provenant de parents atteints de ces maladies? Combien même d'enfants sains à côté d'enfants malades, provenant du même lit?

Il existe cependant des dermatoses héréditaires, on ne peut le révoquer en doute, c'est-à-dire qu'il y a des enfants qui naissent avec une prédisposition à contracter facilement certaines maladies de la peau, qui réclament un traitement général et local continué avec les plus grands soins.

Mais une cause très fréquente des maladies de la peau, c'est la prédominance du tempérament lymphatique. A ce tempérament se rattache un grand nombre de dermatoses sécrétantes, que l'on ne peut combattre avantageusement qu'en associant au traitement local les modifications du tempérament lymphatique. Mais quels modificateurs plus puissants, plus énergiques que l'air maritime, que l'eau de mer en boisson; et pour le traitement externe et local, quel médicament plus efficace que le bain de mer!

L'air, l'eau et les bains de mer sont des moyens puissants, héroïques contre les dermatoses qui sont liées au tempérament lymphatique, à condition que les malades prendront le plus grand soin de mettre les parties affectées de ces maladies de la peau à l'abri des variations atmosphériques, de les tenir dans une immobilité complète, car la condition du repos pour un organe malade, est une condition de guérison; d'éviter le contact continuel des vêtements, les frottements qui en résultent, la malpropreté, les excès de tout genre, et de suivre avec soin les règles d'une bonne hygiène.

En effet, il est prouvé par des milliers de faits, que

sous l'influence de l'air maritime de nos côtes, qui est si pur, si tonique ; que sous l'influence du climat de Biarritz, les individus lymphatiques, pâles et faibles, recouvrent des forces, des couleurs, de l'appétit, voient leurs muscles se développer et les sécrétions morbides diminuer et se tarir.

La circulation périphérique des capillaires augmente de vitesse et développe la vascularité de la face et de toutes les parties du corps.

Les digestions deveuues bonnes et faciles modifient les conditions vitales du sang, qui mieux élaboré, devient plus riche en globules rouges et recouvre sa prépondérance naturelle sur les systèmes nerveux et lymphatiques.

Après les six ou huit premiers bains de mer, les dermatoses de cette nature s'animent et s'irritent. Cette irritation locale est un signe et presque une condition de la guérison.

Il est certaines maladies de la peau qui fournissent une abondante suppuration. L'organisme habitué à cet exutoire pourrait éprouver une perturbation fâcheuse, si on le supprimait brusquement et sans précautions. L'expérience a prouvé que les bains de mer sagement administrés modifient toute l'organisation d'une manière si heureuse, que cette suppression n'offre aucun danger. Tous les accidents métastatiques sont prévenus par la réaction facile et salutaire qui s'opère, et les organes internes, loin d'être congestionnés, éprouvent plus de force, plus de vie pour résister aux influences des agents morbides.

Cependant il est prudent de remplacer les exutoires morbides abondants par un exutoire artificiel, surtout lorsque les dermatoses sécrétantes existent chez des sujets, dont les poumons sont faibles et irritables, chez les catarrheux, chez les asthmatiques, chez les vieillards et les jeunes enfants.

Malheureusement on est porté à exagérer la valeur d'un moyen thérapeutique reconnu efficace ; aussi presque tous les individus affectés de dermatoses, quelles que soient leur nature et leurs causes, viennent chercher la guérison aux bains de mer. Mais souvent, loin de réaliser leurs espérances, ils ne font qu'augmenter leurs souffrances avec l'intensité de leur maladie.

Les bains de mer exaspèrent les dermatoses subaigues qui se développent chez des sujets nerveux très-irritables ou trop faibles pour obtenir une salutaire réaction, et celles qui n'offrent point un caractère de sécrétion.

On pourrait peut-être excepter la pellagre, que le docteur Roussel a si bien caractérisée, et qui fait tant de victimes dans nos départements limitrophes. Ne serait-il pas très-utile d'envoyer aux bains de mer les pellagreux au début de leur affection? Ne pourrait-on pas modifier avantageusement leur organisation, ainsi que la vitalité de la peau, par un changement complet de régime; par l'air si pur, si tonique, si bienfaisant de la mer, et par les bains de mer?

Les départements des Basses et Hautes-Pyrénées, de la Gironde et des Landes, seraient intéressés à connaître la valeur de ces moyens thérapeutiques, en présence des victimes, chaque année plus nombreuses de cette cruelle maladie qu'aucune médication n'a pu encore arrêter.

Pour moi je me ferais un véritable devoir, si mes confrères ou les autorités des départements voisins voulaient m'adresser quelques pellagreux, de les diriger dans la pratique de nos bains, et de noter avec soin les résultats obtenus.

En général les maladies de la peau, la pellagre exceptée, ne compromettent point la vie des malades; quelquefois elles sont si gênantes, si douloureuses, qu'elles agissent sur le système nerveux et sur le moral de la manière la plus fâcheuse.

Ainsi, lorsque ces maladies siégent sur la figure, elles impriment un stigmate de répulsion; et, aux souffrances physiques les plus cruelles, vient souvent se joindre la pensée d'un avenir détruit, brisé par l'impossibilité de suivre telle ou telle carrière, de contracter telle union, de remplir telle fonction publique, etc.

Cette démoralisation a eu des suites funestes; et l'on a vu de ces infortunés, accablés par la douleur, qui ne savaient trouver aucun soulagement à leurs maux ni dans la médecine, ni dans la famille, ni dans la religion, abréger par le suicide des jours pleins de souffrances, de tortures et de désespoir.

Parmi un grand nombre d'observations de dermatoses traitées par les bains de mer, j'en ai choisi quelques-unes qui offrent un certain intérêt.

XXVIe OBSERVATION. — M. X..., âgé de cinq ans, d'un tempérament lymphatique, d'une assez bonne constitution, jouissant d'une bonne santé habituelle, bien développé pour son âge, est atteint depuis huit mois, avec un engorgement des ganglions sous-maxillaires, d'une teigne (*porrigo fávora*), caractérisée par des croûtes qui recouvrent toute la tête, et s'étendent jusque sur le front ; elles sont d'un jaune clair, très adhérentes à la peau, et se réduisent en une légère poussière. Quand elles sont enlevées, on trouve leur place déprimée en forme de godet ; cette teigne a résisté à diverses médications continuées pendant six mois.

A son arrivée à Biarritz, cet enfant, dont les organes internes sont à l'état normal, est soumis au traitement suivant : Larges cataplasmes émollients sur la tête préalablement rasée pour faciliter la chute des croûtes ; vésicatoire au bras pour prévenir toute espèce d'accidents métastatiques ; compresses imbibées d'eau de mer froide appliquées sur la tête, après la chute des croûtes et renouvelées toutes les trois heures ; un bain de mer froid chaque jour de 6 à 8 minutes à la côte des Basques, et souvent deux bains par jour avec des affusions sur la tête durant le bain.

Après les dix premiers bains, les croûtes disparaissent pour se reformer assez facilement. Trois fois il en fut ainsi. Les croûtes tombaient pour reparaître moins abondantes. Enfin après quarante bains, autant d'affusions et l'application continuelle sur la tête de compresses imbibées d'eau de mer, les croûtes avaient entièrement disparu et étaient remplacées par une exfoliation de l'épiderme, que des soins de propreté firent cesser rapidement ; l'engorgement ganglionnaire était résolu, l'enfant était radicalement guéri, lorsque sa mère trouva desséchés et adhérents à la peau de la tête une multitude de poux.

Cette observation prouve d'une manière évidente l'efficacité des bains, des affusions et de l'eau de mer employée en topique dans une affection le plus souvent rebelle au traitement le plus énergique et le plus douloureux.

Cette guérison se maintient depuis plusieurs années.

XXVIIe OBSERVATION. — M. X..., âgé de 3 ans et demi, d'un tempérament lympatique, d'une faible constitution, pâle, amaigri, sans appétit est atteint d'un herpès iris, qui s'étend en envahissant la face palmaire de la main gauche.

Cet herpès représente exactement une cocarde. Les vésicules nombreuses et rassemblées sur une base enflammée, forment des circonférences assez rapprochées de nuance différente. Cet herpès iris est recouvert pendant dix jours de compresses trempées dans l'eau de mer et renouvelées toutes les trois à quatre heures.

Cet enfant prend au Port-Vieux quarante bains de mer froids de 4 à 6 minutes avec des affusions sur la tête et des frictions vives après chaque bain.

Les huit premiers bains firent disparaître l'herpès iris et à la fin de la saison, le tempérament lymphatique de cet enfant était heureusement modifié. Il avait repris des forces, de l'appétit et des couleurs.

XXVIIIe OBSERVATION. — **M. X...**, âgé de 35 ans, d'un tempérament sanguin; d'une bonne constitution, d'une santé excellente est atteint d'un herpès circinnatus, qui existe depuis deux ans, recouvre la peau des *testes* et produit par intervalle d'horribles démangeaisons, surtout à la chaleur du lit.

Cet herpès est caractérisé par des groupes vésiculeux qui forment de véritables cercles, dont le centre est intact et la circonférence enflammée.

En vain M. X... a suivi pendant plusieurs mois un traitement local et général.

Cette affection disparaît pendant quelque temps pour se ranimer avec plus de violence.

Les bains de mer de Biarritz lui sont conseillés par son médecin.

M. X... prend chaque jour au Port-Vieux un bain de 15 minutes et un pédiluve très-chaud après chaque bain. Les premiers bains exaspèrent les démangeaisons et enflamment vivement les parties malades. Les bains de mer sont suspendus pendant quatre jours et les parties enflammées recouvertes de cataplasmes émollients arrosés avec quinze gouttes de laudanum de Sydenham.

Après quarante bains, les vésicules disparaissent et sont remplacées par une exfoliation de l'épiderme. Enfin après deux mois de séjour à Biarritz, M. X... est entièrement rétabli. Depuis deux ans l'herpès n'a plus reparu et sa santé est parfaite. Il prend chaque année une trentaine de bains, que je lui ai recommandés.

XXIXe OBSERVATION. — M. X..., âgé de 46 ans, d'un tempérament nerveux, d'une constitution délicate est atteint d'un anthrax situé entre les deux omoplates, qui l'a fait horriblement souffrir pendant trois mois. A son arrivée à Biarritz, la plaie, qui a 5 centimètres dans son plus grand diamètre, est recouverte de bourgeons, qui s'élèvent d'une manière très-rapide et saignent très-facilement.

La cautérisation avec le nitrate d'argent et les bains de mer produisent une cicatrisation complète dans l'espace de vingt jours.

Mais à peine cette plaie est-elle cicatrisée, qu'une éruption d'herpès circinnatus apparaît sur la poitrine. Les bains de mer de 10 minutes sont continués avec soin et l'on applique sur les parties malades des compresses tantôt d'huile camphrée, tantôt imbibées d'eau de mer tiède. Après vingt-cinq bains de mer, cette éruption avait complétement disparu.

XXXe OBSERVATION. — M. X... âgé de 8 ans, d'un tempérament lymphatique, d'une faible constitution, d'un teint blafard, à chairs molles, sans forces, sans appétit est atteint d'un prurigo caractérisé par des papules développées sur la face externe des membres supérieurs et inférieurs, sur le ventre et sur le dos ; ces papules sont surmontées de petites croûtes noirâtres, formées par une goutte de sang desséché sur le sommet de la papule, qui a été déchirée.

Cet enfant est encore fatigué par des vers, qui produisent de vives coliques d'estomac et des défaillances. Pendant ma première visite, il rejette par la bouche un ascaride lombricoïde de 40 centimètres de long, et après avoir pris une forte décoction de racine fraîche de grenadier du Portugal, il rend huit autres vers aussi longs, toujours par la bouche.

Cette crise passée, l'enfant prend chaque jour au Port-Vieux un bain de cinq minutes, et, au bout de dix bains, le prurigo commençait à disparaître, et après trente bains l'éruption prurigineuse avait complétement disparu ; son organisation était heureusement modifiée ; il avait recouvré des forces et de l'appétit.

XXXIe OBSERVATION. — Madame X...., agée de 47 ans, d'un tempérament nerveux, d'une faible constitution, régulièrement menstruée, mère de quatre enfants, est fatiguée depuis dix mois par une éru tion prurigineuse, qui lui a enlevé l'appétit et produit souvent de légers dérangements du tube intestinal, tels que diarrhée, fausses digestions, dégoûts, etc. Elle vient de prendre les bains sulfureux de Cambo qui n'ont apporté aucun soulagement à son affection.

Envoyée à Biarritz par son médecin, Madame X... se repose pendant quelques jours et fait usage d'un verre de tisane amère matin et soir.

Après avoir pris six bains de mer chauds à 28 degrés, Madame X... prend à la côte des Basques quarante bains de mer froids de huit minutes, avec des affusions sur la tête durant le bain et un pédiluve sinapisé après chaque bain.

Les premiers bains exaspèrent les démangeaisons,

mais les fonctions du tube intestinal deviennent plus régulières et les digestions meilleures.

Après trente-quatre jours de séjour à Biarritz et quarante bains de mer, l'éruption prurigineuse avait complétement disparu ; les forces étaient doublées, et madame X... se trouvait parfaitement guérie.

Je ne relaterai pas des observations d'une maladie de la peau (la gale) assez fréquente parmi les colons qui viennent des quatre départements voisins la guérir aux bains de mer.

A côté des cas de guérison radicale de certaines dermatoses, je devrais peut-être signaler d'autres maladies de la peau qui ont éprouvé quelque amélioration par les bains de mer sans être radicalement guéries, et quelques-unes qui n'ont éprouvé aucune amélioration ou qui ont été exaspérées ; mais je me contenterai d'ajouter que non-seulement les bains de mer exaspèrent les dermatoses de nature inflammatoire, mais encore qu'ils produisent chez quelques sujets à peau fine ou qui sont infectés par le vice syphilitique, des éruptions spéciales et caractéristiques.

Tantôt c'est une espèce de milliaire que l'on nomme la milliaire des bains, qui est très-légère et exige seulement deux ou trois jours de repos et quelques bains émolients ; tantôt c'est une éruption pemphigoïde, caractérisée par de véritables bulles pleines de sérosité ; tantôt enfin ce sont des pustules syphilitiques, ou une roséose syphilitique accompagnée d'une inflammation spéciale à la gorge chez des sujets atteints depuis peu de temps de quelque chancre induré, qui n'ont pas suivi avec assez de constance et de soin un traitement anti-syphilitique.

CHAPITRE IX.

Des maladies des femmes guéries par les bains, les injections et les douches.

Les différents âges de la vie des femmes présentent une série de phénomènes qui la caractériseut.

Le plus curieux et le plus important est celui qui préside à cette révolution qui modifie son physique et son moral de la manière la plus remarquable.

Les signes qui annoncent l'époque de la puberté ne sauraient échapper à la vigilance soucieuse d'une mère ; ils lui feront prendre quelques précautions qui, quoique fort simples, sont trop souvent négligées.

C'est dans ces circonstances quelquefois fâcheuses que les distractions, le séjour sur les bords maritimes les bains de mer froids ou chauds, suivant les indications, sont d'un puissant secours.

Cet air et les bains de mer sont très-utiles aux personnes qui éprouvent quelque retard, accompagné d'accidents tels que prostration des forces, douleurs vagues, céphalées vives, palpitations du cœur, inappétences, goûts dépravés, mélancolie,. etc.; ils fortifient surtout la constitution de celles qui sont faibles, lymphatiques, et dont la menstruation est irrégulière ou incomplète.

Chlorose.

La chlorose a été observée de tous les temps. On en trouve des descriptions plus ou moins complètes dans les ouvrages des anciens et des modernes. Mais rien n'est plus variable que l'opinion des auteurs sur le siége et la nature de cette maladie.

Malgré la diversité des opinions, il est facile de prouver, par les causes mêmes qui déterminent la chlorose, que l'air maritime, que les bains de mer, soit chauds, soit froids, sont d'une utilité évidente.

En effet, de l'avis de tous les médecins, les constitutions faibles, lymphatiques, l'habitation dans des lieux froids, humides, peu aérés, obscurs ; une alimentation peu substantielle, indigeste ; le défaut d'exercice, etc., produisent le plus souvent cette affection.

Or l'air et les bains de mer combattent ces diverses causes de la manière la plus puissante.

Cet air et les bains sont éminemment toniques ; ils fortifient les constitutions faibles, délicates et lymphatiques ; l'air salin, sans cesse renouvelé, donne de la force, de la vie, excite la circulation périphérique, et tonifie le système nerveux.

Sous son influence et celle des bains de mer, la surface cutanée se colore, s'anime ; l'appétit se rétablit ; les digestions deviennent bonnes et faciles ; le sang devient plus riche en globules rouges ; la céphalalgie, les palpitations du cœur et les autres accidents qui accompagnent cette affection disparaissent assez rapidement.

Les chlorotiques trouvent donc une guérison presque assurée aux bains de mer, pourvu qu'ils soient pris d'une manière rationnelle.

En général, les chlorotiques sont très sensibles à l'impression du froid Ils devront débuter par quelques bains de mer chauds, rester fort peu de temps dans le bain de mer froid, et activer la réaction par des pédiluves sinapisés et des frictions vives, quelquefois aromatiques sur tous les membres et le long de la colonne vertébrale après chaque bain.

Généralement, il est très utile de consolider les heureux effets produits par l'air et les bains de mer, en soumettant les chlorotiques, pendant l'hiver qui suit la saison des bains, à l'usage des amers, des ferrugineux, et de quelque emménagogue, selon les circonstances.

XXXIIe OBSERVATION. — Mademoiselle X..., âgée de 17 ans, d'nn tempérament lymphatique, d'une bonne constitututiou, est atteinte d'uue chlorose très prononcée, avec une gastralgie intense.

Son médecin m'écrit que Mademoisselle X... jouissait de la plus florissante santé, que ses meustrues étaient régulières, qu'elle s'inquiétait seulement de son embonpoint, qui défigurait un peu sa jolie taille. Dès ce moment, elle se soumit à des privations alimentaires, et serra si fortement son corset que le foie fut refoulé profondément et une côte déviée.

Bientôt sa menstruation devint irrégulière et cessa complétement pendant plusieurs mois.

Avant de l'envoyer à Biarritz, son médecin lui a fait respirer l'air de la campagne. Sa vie y était plus active ; elle a renoncé à son corset et s'est soumise à l'usage de pilules composées de fer, de sinoglosse et de sous-nitrate de bismuth.

Sous l'influence de cette médication et des soins hygiéniques, le foie a repris son développement ordinaire, et la côte déviée sa position normale. Mais la chlorose et la gastralgie persistent encore, et à son arrivée à Biarritz, Mademoiselle X... se trouve dans l'état suivant : Figure pâle, bouffie, jeaunâtre; lèvres et gencives décolorées ; douleurs de tête et palpitations du cœur fréquentes ; bruit de souffle dans les artères carotides ; pouls petit, précipité à 80 et 90 pulsations ; respiration assez facile, mais précipitée ; appétit nul ; langue habituellement chargée ; digestions longues et pénibles ; constipation de 48 heures ; les autres organes sont à l'état normal.

Après avoir fait usage de cinq bains de mer chauds à 28 degrés et de 20 minutes, elle prend au Port-Vieux chaque jour un bain de 2 à 3 minutes, un pédiluve sinapisé, et elle fait de vives frictions avec de la flanelle sur tout le corps après chaque bain. Je recommande des promenades courtes et fréquentes sur le bord de la mer et sur les falaises, l'usage d'aliments toniques, en petite quantité à chaque repas et des frictions sèches le long de la colonne vertébrale et sur les membres inférieurs.

Les bains de mer froids sont parfaitement supportés. La réaction est bonne et facile. Après 40 bains et 50 jours de séjour à Biarritz, mademoiselle X... se retire avec le teint coloré, les forces développées, l'appétit meilleur et les digestions faciles : en un mot tous les accidents de la chlorose, la céphalée, les palpitations du cœur ont complétement disparu.

L'époque périodique a eu lieu et si Mademoiselle X... continue l'usage des ferrugineux et se soumet aux règles d'une bonne hygiène : elle retrouvera facilement cette santé qu'elle avait perdue.

XXXIIIe OBSERVATION. — Madame X..., âgée de quarante-trois ans, d'un tempérament nerveux, d'une faible constitution, d'une vie sédentaire, est envoyée aux bains de Biarritz dans l'état suivant : Figure pâle et bouffie, gencives décolorées ; pouls petit, agité, à 95 et 100 pulsations ; palpitations du cœur fréquentes ; bruit de souffle très-prononcé dans les artères carotides ; respiration assez bonne ; appétit nul ; digestions longues et pénibles ; constipation habituelle de quarante huit à soixante heures. La menstruation est assez régulière, mais de courte durée, précédée et suivie d'une leucorrhée abondante. Le sang des menstrues est décoloré. Madame X... éprouve une lassitude, une faiblesse générale extrême, et des crises nerveuses variées : tantôt ce sont des convulsions qui durent quatre à cinq minutes, produisent de l'agitation et même de la fièvre pendant trente à quarante heures ; tantôt ce sont des défaillances sans perte complète du sentiment ni de la connaissance.

Cet état chloro-anémique très-prononcé a été produit par un profond chagrin ; du reste, il n'existe point de lésion dans les organes internes Le lendemain de son arrivée à Biarritz, je conseille l'usage de la poudre de fer réduit par l'hydrogène, 10 centigrammes matin et soir avant chaque repas ; les bains de mer chauds de quinze à vingt minutes et à 28° c., avec des affusions d'eau de mer froide sur la tête durant le bain ; un exercice assez long chaque jour sur les bords de la mer et sur les falaises ; une alimentation tonique et des injections matin et soir avec l'eau de mer.

Après un mois de séjour à Biarritz et vingt bains de mer chauds, madame X... éprouve une notable amélioration ; sa figure est colorée, ses forces ont augmenté ; l'appétit est meilleur et les digestions plus faciles ; les palpitations de cœur et les crises nerveuses ont disparu ; la leucorrhée a diminué. Madame X..., qui avait refusé jusqu'à ce jour toute espèce de médication, promet de consolider les heureux effets qu'elle a éprouvés à Biarritz par l'usage des ferrugineux et d'une bonne hygiène.

Leucorrhée.

La leucorrhée peut être produite par une inflammation des organes génitaux et du col utérin ; elle réclame dans ce cas une médication toute particulière. Mais quand elle existe à l'état de flux asthénique chez des filles lymphatiques, chez des femmes délicates, faibles, chlorotiques, épuisées par des couches nombreuses et pénibles, les injections d'eau de mer et les bains de mer produisent les meilleurs effets. Si ces moyens sont continués assez longtemps et avec les précautions convenables, on voit disparaître petit à petit cette couleur terreuse du teint, cette faiblesse générale, cette inappétence et ces palpitations qui effraient les leucorrhéiques.

L'observation précédente est une preuve des bons effets des bains de mer et des injections d'eau de mer dans cette affection.

XXXIVe OBSERVATION. — Madame X..., âgée de quarante ans, d'un tempérament sanguin, d'une constitution forte, régulièrement menstruée, est fatiguée par une leucorrhée abondante qui enlève ses forces, excite vivement le système nerveux, et produit de fréquentes palpitations du cœur.

Le vagin et le col de l'utérus sont légèrement enflammés et baignés dans une sérosité épaisse et abondante, tantôt blanche, tantôt jaunâtre. L'utérus est abaissé dans le vagin.

Madame X... éprouve des douleurs assez vives aux aines, au bas des reins, et elle ne peut faire de longues promenades sans être très-fatiguée.

Les organes internes sont à l'état normal.

Après avoir fait pendant huit jours, matin et soir, des injections émollientes et narcotiques, madame X... prend au Port-Vieux des bains de mer froids de cinq minutes avec des pédiluves sinapisés après chaque bain, et elle commence l'usage des injections d'eau de mer tiède.

Après vingt bains de mer froids et trente jours d'injections d'eau de mer tantôt tiède, tantôt froide, madame X... m'assure que la leucorrhée a complétement disparu avec les douleurs aux aines et aux reins, et que'lle n'éprouve plus ni les palpitations de cœur, ni cette faiblesse extrême qui l'empêchait de faire de longues promenades.

En effet, l'utérus avait repris sa position normale, et la muqueuse du vagin conservait sa couleur naturelle.

Aménorrhée.

L'aménorrhée, que le professeur Paul Dubois désigne par ces termes : *suppression accidentelle des règles*, entraîne souvent des désordres graves.

Quelquefois elle produit des congestions vers les organes de la génération, de la chaleur et de la douleur aux régions hypogastriques et lombaires, de la pesanteur et des tiraillements au bassin et aux aines. Dans ces circonstances, les bains de mer ne doivent être employés qn'après avoir fait disparaître les phénomènes inflammatoires.

Le plus souvent l'aménorrhée est accompagnée de perte d'appétit, de dégoût, de nausées, de céphalalgie, d'oppression, de palpitations du cœur, et de quelques phénomènes hystériques. La peau est décolorée, les yeux sont languissants, les forces sont épuisées, etc.

Dans ces circonstances, l'air et les bains de mer sont très-salutaires.

Un grand nombre de filles, de femmes affectées d'aménorrhée se rend chaque année aux bains de mer de Biarritz.

Après trente à quarante bains, après quarante à cinquante jours d'une bonne hygyène et l'usage de quelques moyens thérapeutiques, ajoutés selon l'indication à l'action de l'air et des bains de mer, presque toutes voient disparaître la maladie avec les divers accidents qui la compliquaient.

La trente-deuxième observation est une preuve de l'efficacité de l'air et des bains de mer. Du reste les exemples de guérison de cette affection sont très-nombreux.

Mais, je me contenterai de relater une observation d'aménorrhée, compliquée de graves accidents, qui ont cédé à l'action des bains de mer, malgré la persistance de l'aménorrhée, qui ne disparut que trois mois après le retour de la malade dans son pays.

XXXVe OBSERVATION. Mlle X..., âgée de 17 ans, d'un tempérament lymphatique, d'une assez bonne constitution, à chairs molles avec des membres forts et bien développés, menstruée à quinze ans, irrégulièrement pendant la première année, éprouve depuis un an une aménorrhée, produite par une transition subite du chaud au froid, qui a résisté à divers emménagogues employés avec constance. Maintenant sa santé est assez gravement altérée ; elle éprouve tantôt une gastralgie, qui enlève complétement l'appétit et rend les digestions très-pénibles, tantôt une entéralgie qui la fait vivement souffrir et produit une constipation opiniâtre. La mère m'a assuré que pendant deux mois, sa fille n'a pas eu une seule garde-robe.

Quelquefois ce sont des convulsions, qui surviennent subitement, durent six à huit heures et jettent la malade dans une prostration complète pendant deux à trois jours. La mère prétend que sa fille n'a jamais éprouvé ces convulsions qu'après l'application des sangsues et vingt-quatre heures après leur chute. Ces convulsions se sont renouvelées trois fois dans un an, deux fois dans son pays et la troisième fois à Biarritz, toujours dans les mêmes circonstances.

D'autres fois c'est un point pleurétique très-douloureux qui l'oppresse, et une toux opiniâtre, convulsive, qui la fatigue.

A son arrivée à Biarritz, Mademoiselle X... présente les symptômes suivants: Point douloureux au côté gauche, à la partie antérieure et à la base du poumon; respiration gênée, toux presque continuelle, sèche, nerveuse, convulsive; pouls petit à soixante-dix pulsations, langue large et blanche, appétit médiocre, digestions assez faciles, rien d'anormal dans les bruits du cœur, souffle respiratoire faible, accompagné, au niveau du point douloureux, d'un léger bruit de crépitation, matité sur ce même point; les organes situés dans l'abdomen sont à l'état normal.

Mademoiselle X... veut absolument prendre des bains de mer froids, tant elle espère une guérison complète. Je m'oppose vivement à l'usage de ces bains et je parviens à décider Mademoiselle X... à prendre des bains de mer chauds, de quinze à vingt minutes, et à 32° c.

Les six premiers bains de mer chauds diminuent la fréquence de la toux sans enlever le point de côté, qui est toujours très-douloureux.

Peu satisfaite de ce résultat, Mademoiselle X... persiste à commencer les bains de mer froids. Avant de les permettre, je pratique une saignée de 520 grammes, qui diminue notamment la toux et le point de côté. Le sang de la saignée n'offre rien de particulier.

Le surlendemain de la saignée, après avoir noté une amélioration dans l'état du poumon, je cède aux instances réitérées de Mademoiselle X..., et je permets un bain de mer à la lame, à la côte du Moulin, de trois minutes seulement avec un pédiluve sinapisé, des frictions sèches sur tous les membres, le long de la colonne vertébrale et une promenade d'une demi-heure après le bain.

Ce premier bain de mer froid est parfaitement supporté ; la réaction est bonne et facile, la respiration devient plus libre, et après les quatre premiers bains de mer froids, la toux, qui ne laissait pas cinq minutes de repos à la malade, et le point pleurétique sont enlevés comme par enchantement.

A l'action de ces bains pris avec les mêmes précautions, j'ajoute une médication active pour rétablir la menstruation suspendue depuis un an : sinapisme au haut des cuisses matin et soir, frictions sèches matin et soir sur tous les membres et le long de la colonne vertébrale, potion emménagogue avec l'huile essentielle de Rue et de Sabine.

Promenades à pied, à cheval, en voiture, et enfin deux sangsues au-dessous de chaque genou, tout est employé sans résultat ; 24 heures environ après la chute des sangsues, les convulsions reparaissent, durent trois heures et produisent un état fébrile, qui oblige la malade à suspendre les bains pendant quatre jours.

Après quarante-cinq bains de mer et cinquante jours de séjour à Biarritz, Mademoiselle X... se trouve guérie de tous les accidents, qui compliquaient l'aménorrhée, mais cette aménorrhée persiste et ne disparait que trois mois après son départ de Biarritz.

Je me suis demandé quelle pouvait être la cause des accidents si variés, si intenses qu'éprouve mademoiselle X... depuis que ses menstrues ont cessé.

L'utérus seul, qui joue un rôle si extraordinaire dans l'organisation de la femme, me parait le point de départ de tous ces accidents.

Je pense que les convulsions qu'éprouve mademoiselle X... 24 heures après la chute des sangsues sont provoquées par l'utérus congestionné et rebelle à ce stimulant au molimen hémorrhagique ; que par l'intermédiaire du grand symphatique, le cerveau est à son tour congestionné et cette dernière congestion produit des convulsions.

Ménorrhagie

Cette affection, qui devient quelquefois si grave et si terrible, peut être produite, par une infinité de causes, qu'il serait inutile d'énumérer.

Quand la ménorrhagie existe sous l'influence d'un état asthénique et qu'elle est entretenue par des phénomènes généraux et locaux de débilité, d'atonie, d'anémie, d'engorgement et d'ulcérations légères et chroniques du col utérin, les bains et les injections d'eau de mer produisent d'excellents effets.

Généralement les personnes atteintes de cette affection, doivent prendre des bains très-courts par une mer calme.

XXXVIe OBSERVATION. — Madame X..., âgée de 38 ans, d'un tempérament nerveux, d'une faible constitution, mère de cinq enfants, est tourmentée depuis six mois par une ménorrhagie, qui a produit une faiblesse extrême, des douleurs lombaires très-vives, de la dyspnée, de l'inappétence, de la constipation, des palpitations du cœur.

Elle est dans un état d'anémie très-prononcé. Elle ne peut faire la moindre promenade sans s'exposer à des hémorrhagies utérines considérables.

Je conseille un repos absolu, une alimentation tonique, une ou deux cuillerées de vin d'Espagne après chaque repas, un lavement d'eau de mer tiède chaque matin et des injections trois fois par jour avec l'eau de mer froide.

Après avoir relevé ses forces, madame X... prend au Port-Vieux, par une mer calme, un bain de trois minutes. Après chaque bain, elle fait des frictions sèches sur tout le corps et principalement sur la région lombaire.

Comme la ménorrhagie persistait, je dus rechercher la cause de cette affection, et je trouvais sur la face antérieur du col des granulations assez nombreuses et deux légères ulcérations au côté gauche de la commissure des lèvres du museau de tanche.

Je cautérisai à trois reprises avec le nitrate d'argent les ulcérations et toute la surface du col ; je fis continuer les bains de mer et les injections d'eau de mer.

Après soixante-quinze bains de mer froids pris avec les plus grandes précautions, après trois cautérisations à dix jours d'intervalle, et trois mois d'injections d'eau de mer froide, madame X... vit cesser la ménorrhagie, les douleurs lombaires et la constipation qui la compliquaient.

Enfin quand elle quitta Biarritz, elle avait repris des forces, de l'appétit ; elle pouvait faire de longues promenades sans éprouver le moindre accident.

Les granulations qui existaient à la face antérieure du col avait disparu, et les légères ulcérations étaient cicatrisées.

L'observation dix-huitième est une autre preuve des bons effets des bains et des injections d'eau de mer dans les ménorrhagies, qui ne sont pas produites par une lésion grave et inflammatoire de l'utérus.

Il est souvent nécessaire d'ajouter à l'action des bains et des injections d'eau de mer d'autres moyens thérapeutiques, indiqués par l'état morbide de l'utérus.

Ainsi les ulcérations du col, qui deviennent une cause puissante et fréquente des ménorrhagies ne peuvent pas être radicalement guéries par les bains de mer, ni par les injections d'eau de mer.

Après les cautérisations nécessaires pour faire cicatriser les ulcérations, les injections d'eau de mer modifient heureusement la vitalité du col, de la muqueuse vaginale, et les bains de mer raniment les forces épuisées par des hémorrhagies copieuses et fréquentes.

CHAPITRE X.

De quelques causes de stérilité guéries par les bains, les injections et les douches d'eau de mer.

Il est d'autres maladies des femmes ou pour mieux dire de l'utérus, fréquemment observées, depuis que la physiologie et la pathologie de cet organe ont été étudiées avec plus de soin, et qu'une fausse pudeur n'empêche plus le médecin de saisir le mal sur le fait, d'arrêter ses progrès et de le détruire complétement.

Parmi les affections de l'utérus, quelques unes font cruellement souffrir, et mettent dans le plus grand danger la vie des femmes qui en sont atteintes.

D'autres, sans entraîner de graves ni de dangereux accidents, produisent la stérilité, qui fait le désespoir de certaines familles.

Les premières, les affections graves de l'utérus, qui compromettent la vie, telles que les tumeurs fibreuses, les polypes, les productions cancéreuses, cancroïdes, etc., exigent un traitement spécial.

Les bains de mer ne sont utiles dans ces circonstances que pour ranimer les forces épuisées par la douleur et la maladie.

Encore est-il nécessaire qn'un médecin éclairé juge si l'état des forces de ses malades permet d'espérer une bonne réaction après le bain de mer pris avec les plus grandes précautions.

Les secondes affections de l'utérus moins graves que je vais énumérer, sont souvent heureusement combattues par les bains, les injections, les douches d'eau de mer, et la stérilité, qui n'était qu'un accident de ces maladies, disparaît avec la cause qui la produisait.

Parmi les maladies de l'utérus qui entraînent souvent la stérilité, on a signalé :

1° L'inflamation vive du col ;

2° Son occlusion ;

3° La présence à l'orifice du col d'un muco-pus, qui oppose un obstacle mécanique à la pénétration du liquide spermatique ou le vicie ;

4° L'induration des tissus du col, qui lui enlève sa vitalité normale et nécessaire ;

5° Certains vices de position de l'utérus ;

6° Quelques cas de Leucorrhée, d'Aménorrhée, de Ménorrhagie ;

7° L'inflamation des ovaires et leurs diverses transformations.

Il est une autre cause de stérilité plus fréquente qu'on ne le suppose ; c'est un cul-de-sac formé par des replis du vagin, qui oppose quelquefois un obstacle puissant à la pénétration du liquide spermatique, surtout chez les femmes dont l'utérus est élevé dans le bassin.

Les douches d'eau de mer sont très-utiles pour dilater ce cul-de-sac ; quelquefois j'ai employé avec succès des mèches épaisses enduites de corps gras, médicamenteux selon les circonstances, qui étaient poussées jusqu'au col de l'utérus et qu'on laissait en place du soir au matin.

Il est encore d'autres causes dont la nature et le mode d'action échappent aux plus minutieuses investigations.

L'inflammation du col de l'utérus se manifeste par les symptômes suivants : Couleur rouge, vive, du col souvent abaissé dans le vagin, volumineux, induré selon le degré de l'inflamation ; la membrane muqueuse du col n'est plus onctueuse au toucher, son orifice est dilaté, entr'ouvert ; ses lèvres sont quelquefois renversées en dehors ; souvent avec cette circonstance, l'inflammation s'étend dans la cavité du col.

Si l'on fait pénétrer une sonde à travers cette ouverture dilatée, la membrane muqueuse saigne facilement, tandis que dans l'état normal, la sonde pénètre dans sa cavité sans provoquer l'écoulement du sang.

Plus l'inflammation du col persiste, plus les désordres deviennent graves.

Après la sécrétion séreuse, surviennent les ulcérations autour du col et même dans l'intérieur de sa cavité.

Cet état inflammatoire du col de l'utérus produit la stérilité, non-seulement chez les femmes, qui n'ont pas eu d'enfants, mais encore chez celles qui ont déjà été mères.

Comment pourrait-il en être autrement? L'organe principal de la gestation fatigué, excité par un travail morbide, peut-il accomplir l'acte physiologique de la fécondation ?

Il est donc nécessaire de combattre cette inflammation du col de l'utérus par les antiphlogistiques locaux et généraux, et après sa disparition, les injections d'eau de mer froide fortifient, resserrent les tissus du col, rendent sa muqueuse moins accessible aux causes, qui provoquent cette inflammation et les bains de mer froids raniment la constitution affaiblie par les divers désordres, qui résultent de cet état morbide.

XXXVIIe OBSERVATION. — Madame X..., âgée de 26 ans, d'un tempérament nerveux, d'une constitution délicate, mariée depuis quatre ans, vient de faire une fausse couche au quatrième mois de sa première grossesse.

Depuis cet accident, elle éprouve des douleurs aux reins, aux aines, au bas ventre et une leucorrhée plus abondante après chaque époque périodique, qui a toujours été régulière, mais précédée de vives coliques.

Quelquefois, dans l'intervalle des époques et surtout vers la fin, madame X... éprouve des pertes rouges abondantes.

L'appétit est faible, les digestions mauvaises, la constipation habituelle de quarante-huit heures au moins. Madame X... est tourmentée par des idées sombres et tristes; elle éprouve de temps en temps des phénomènes hystériques, des serrements à la gorge, des suffocations, des battements à l'épigastre et le sentiment de la boule hystérique.

Les organes internes sont à l'état normal.

Avant d'ordonner l'usage des bains de mer, je puis constater une inflammation assez vive du vagin et du col de l'utérus légèrement abaissé, une petite ulcération sur la lèvre inférieure du col et la présence d'un muco-pus qui le baigne.

Des injections émollientes et narcotiques matin et soir, l'usage des ferrugineux, une alimentation tonique sont conseillés avec le séjour presque continuel sur le bord de la mer et sur les falaises.

Après dix jours de ce traitement, l'appétit est meilleur, les digestions plus faciles et la leucorrhée moins abondante.

L'inflammation du vagin et du col de l'utérus a di

minué ; madame X..., prend alors tous les deux jours au Port-Vieux, par une mer calme, un bain de mer froid de trois minutes, et tous les huit jours je cautérise avec le nitrate d'argent l'ulcération et la surface du col.

Après vingt-quatre jours de ce traitement, l'époque menstruelle survient sans coliques, mais plus abondante que de coutume.

Au huitième jour la perte rouge continue, et n'est arrêtée que par le repos absolu et une potion composée d'extrait de ratanhia et de sirop de grande consoude.

Madame X... reprend l'usage des bains de mer froids, commence les injections d'eau de mer froide matin et soir et continue l'usage de la poudre de fer réduit par l'hydrogène, trois centigrammes avant chaque principal repas.

Après cinquante jours de ce traitement suivi avec le plus grand soin, l'inflammation du vagin et du col de l'utérus, les pertes rouges ainsi que la leucorrhée et les divers accidents, qui en étaient la conséquence, ont complétement disparu.

Madame X... se retire heureuse d'un changement aussi complet.

Dans le courant de l'année elle devient enceinte, et depuis ce moment elle a eu plusieurs enfants.

L'occlusion du col est une autre cause puissante de stérilité.

Cette occlusion peut être complète ou incomplète.

Dans le premier cas, la menstruation et la conception sont impossibles, si par des moyens chirurgicaux, on ne remédie à cette grave anomalie.

Dans le second cas il est nécessaire de dilater l'orifice du museau de tanche.

Les célèbres chirurgiens Chaussier et Boyer citent des exemples de certaines occlusions du col produites par une concrétion membraniforme, qui fut incisée sans douleur.

On trouve dans les auteurs des cas de stérilité produits par cette cause et guéris par ce moyen.

Dans l'occlusion du col de l'utérus, le bain de mer ne peut être utile que comme un puissant modificateur de l'organisation.

La présence du muco-pus autour du col devient une cause fréquente de stérilité.

Le muco-pus oppose un obstacle presque mécanique à la pénétration, à la fécondation du liquide spermatique, et le vicie.

Tel est l'avis de quelques auteurs ; mais est-il bien vrai que le sperme doive pénétrer dans l'intérieur du col pour l'acte de la fécondation ?

Faut-il au contraire se ranger de l'avis du grand nombre, qui pense avec raison que le sperme doit féconder l'ovaire ?

Dans cette question de la fécondation, aussi délicate que sérieuse, règne encore le mystère le plus profond.

Peut-être nos savants physiologistes pourront un jour, après des expériences multipliées, déchirer ce voile impénétrable.

Déjà le célèbre professeur Flourens a prouvé par de

nouvelles expériences, qu'il existait deux lois naturelles irrévocables. La première, celle d'Harvey, qui date de 1651 est ainsi conçue : « *Omne vivum ex ovo,* » tout être vivant vient d'un œuf.

La seconde, démontrée en 1672 par les expériences de Graaf, s'exprime ainsi : « *Tout œuf vient primitivement d'un ovaire.* »

Quoiqu'il en soit de ces diverses opinions, il n'en est pas moins certain que le sperme mélangé avec le muco-pus perd sa vertu fécondante.

Hippocrate, dans son aphorisme LXII, a consacré cette vérité par ces mots : « *Mulieres quæ præhumidos* « *habent uteros, haud concipiunt.* »

Les bains et les injections d'eau de mer sont dans ce cas très-utiles. Ces bains fortifient les constitutions affaiblies par des pertes continuelles : les injections et les douches vaginales d eau de mer modifient la vitalité des muqueuses, et arrêtent les sécrétions abondantes et chroniques, qui ne sont pas produite par une vive inflammation.

XXXVIIIe OBSERVATION. — Madame X..., âgée de 22 ans, d'un tempérament lymphatique, d'une constitution délicate, régulièrement menstruée, mariée depuis trois ans, est désolée par la crainte de ne pas avoir d'enfants.

Envoyée à Biarritz pour fortifier sa constitution, et pour combattre une leucorrhée qui la fatigue depuis deux ans avec des douleurs aux reins et aux aines, elle me fait part de sa vive inquiétude et je constate la présence de mucosités épaisses autour du col.

Après les avoir enlevées avec un pinceau, la muqueuse du vagin et du col ne paraissant pas très-enflammée, je conseille les bains de mer froids de cinq minutes, des injections matin et soir avec de l'eau de mer froide et une douche vaginale de quinze minutes tous les trois jours.

Après quarante bains, quatre-vingts injections et vingt cinq douches, la leuchorrhée a disparu avec les douleurs aux reins et aux aines.

Dans le courant de l'année, Madame X... m'annonçat qu'elle est enceinte.

L'induration des tissus du col de l'utérus est encore une cause de stérilité.

Les cautérisations, les injections, les douches vaginales et les bains de mer triomphent de cet état morbide surtout quand il est chronique, et produisent la fécondation.

XXXIX° OBSERVATION. — Madame X..., d'un tempérament nerveux, d'une faible constitution, mariée depuis six ans, régulièrement menstruée, a été fatiguée quatre mois après son mariage, par une ménorrhagie qui n'a cédé qu'aux injections et aux boissons astringentes.

Après cette ménorrhagie est survenue une leucorrhée abondante avec des douleurs vives aux reins, une faiblesse générale et de l'inappétence.

Madame X... a été soumise à l'usage des ferrugineux, et elle a repris les injections astringentes.

Mais la leucorrhée persiste. Envoyée à Biarritz, elle prend chaque jour au Port-Vieux un bain de mer de quatre minutes, et progressivement la durée du bain est augmentée jusqu'à huit minutes.

Après vingt bains de mer froids, qui ont diminué sensiblement la leucorrhée et la douleur des reins, je constate un abaissement de l'utérus, avec une induration prononcée du col, qui est très-allongé.

Je cautérise avec le nitrate d'argent toute la surface du col, et j'ordonne des injections calmantes avec une forte décoction de têtes de pavots.

Après quatre cautérisations répétées à huit et dix jours d'intervalle, l'utérus s'est élevé dans le vagin et l'induration du col a beaucoup diminué.

Madame X... commence alors les injections d'eau de mer froide matin et soir, les douches vaginales de quinze minutes, tous les deux jours.

Après quarante-cinq bains de mer, quarante injections et vingt-deux douches vaginales, la leucorrhée a disparu ainsi que la douleur des reins; l'utérus a repris sa position normale et l'induration des tissus du col n'existe plus. Sa surface est devenue onctueuse au toucher.

Madame X... a repris des forces, son appétit ordinaire, et quatre mois après la saison des bains elle m'écrit qu'elle est enceinte, et elle accouche heureusement d'un beau garçon.

Les vices de position de l'utérus sont des causes fréquentes et puissantes de stérilité.

Les bains et les injections d'eau de mer peuvent être utiles dans ces circonstances ; mais il est nécessaire, pour obtenir la fécondation, d'employer d'autres moyens, quelquefois très-simples, pour combattre ces vices de position.

Les maladies des ovaires, qui produisent la stérilité, exigent une médication spéciale.

Nous avons relaté dans des chapitres spéciaux des observations de guérison, par les injections d'eau de mer et les bains de mer, de leucorrhées, d'aménorrhées et de ménorrhagies, qui deviennent souvent des causes puissantes de stérilité.

Il existe quelques cas de stérilité datant de quatre, cinq et même dix ans, dont la cause n'a pu être appréciée, qui ont été guéris par les bains et les injections d'eau de mer.

Je connais une dame, mère de trois enfants, qui ne devenait enceinte qu'après avoir fait usage des bains de mer.

Le docteur Gaudet cite dans son ouvrage plusieurs cas de stérilité guéris par ces bains.

Après avoir parlé de l'efficacité des bains, des injections et des douches d'eau de mer dans certaines maladies de l'utérus, une question, qui m'est souvent adressée, se présente naturellement à mon esprit.

Les femmes enceintes peuvent-elles prendre des bains de mer froids?

A cette question ma réponse est devenue catégorique.

Cette réponse, sanctionnée par l'Académie impériale de médecine, est fondée sur les motifs suivants et sur plusieurs cas de fausse couche produits par ces bains.

L'impression vive du froid qu'éprouvent les femmes, surtout en entrant dans la mer, peut exciter les contractions de l'utérus.

Le reflux du sang, qui s'opère de la circonférence au centre, peut congestionner cet organe et produire le même accident.

Il existe des circonstances imprévues qui font grossir subitement la mer : les vagues deviennent fortes, passent sur la tête des baignants et quelquefois les renversent.

Cette sensation de frayeur ne peut-elle pas produire une fausse couche ?

Mais les faits prouveront mieux que le raisonnement le danger de ces bains dans l'état de grossesse.

Ier FAIT. — Madame X..., agée de 36 ans, d'un tempérament sanguin, d'une forte constitution, a déjà fait trois fausses couches sans cause bien détermtnée.

Après plusieurs cautérisations pratiquées sur le col de l'utérus, elle devient encore enceinte, dépasse le troisième mois, époque ordinaire de l'accident, elle est envoyée aux bains de Biarritz pour consolider cette grossesse.

Cette dame prend contre mon avis au Port-Vieux des bains de mer froids de trois à quatre minutes ; mais au septième bain elle fait une quatrième fausse couche, dont elle se rétablit promptement.

IIe FAIT. — Madame X..., âgée de 24 ans, d'un tempérament nerveux, d'une constitution délicate, enceinte de trois mois, prend sans conseil au Port-Vieux, des bains de mer froids de cinq minutes.

Au neuvième bain, elle éprouve de vives douleurs et fait une fausse couche.

IIIe FAIT. — Madame X.... agée de 27 ans, d'un tempérament nerveux, d'une bonne constitution, enceinte de cinq mois, après une rixe dans laquelle elle est renversée sur le sable, éprouve quelques douleurs au bas des reins, qui cessent à la suite d'une saignée et d'un repos absolu.

Baigneuse de profession, elle veut, dans un moment de presse, et malgré ma défense réitérée, accompagner quelques dames dans la mer ; mais au troisième bain les coliques et les douleurs de reins reparaissent plus violentes, et elle fait une fausse couche.

IVe FAIT. — Madame X..., âgée de 25 ans, d'un tempérament nerveux, d'une assez bonne constitution, enceinte de quatre mois, prend au Port-Vieux des bains de mer froids de trois minutes, qui ont été tolérés par son médecin ordinaire.

Au douzième bain, des coliques et des douleurs de reins surviennent et elle fait une fausse couche,

Ces accidents, que je pourrais multiplier, sont tellement connus, que des filles enceintes cherchent quelquefois à obtenir par l'usage des bains de mer froids ce résultat, qu'elles n'obtiennent pas toujours.

CHAPITRE XI.

Des contre-indications de bains de mer froids.

Nous venons de voir, dans les précédents chapitres, l'efficacité constatée des bains de mer froids dans un grand nombre d'affections.

Il est utile maintenant de signaler les maladies dans lesquelles ces bains peuvent être nuisibles et sont contre-indiqués.

Règle générale, qui souffre peu d'exceptions, les bains de mer froids sont contre-indiqués dans les maladies organiques des principaux viscères.

N'est-il pas de principe absolu qu'un organe malade doit conserver le repos le plus absolu ?

Or les bains de mer activent les fonctions organiques ; Le bain froid provoque le reflux du sang de la circonférence au centre, et congestionne les organes malades, qui ne peuvent pas réagir convenablement.

On a préconisé l'air maritime et les bains de mer contre la phthisie au premier degré.

Sans parler de la difficulté que l'on éprouve souvent à constater, à préciser ce premier degré de cette cruelle maladie, je n'ose admettre l'usage des bains de mer froids que chez les individus prédisposés à cette terrible affection par une faiblesse de constitution, par un tempérament lymphatique ou scrofuleux, et qui ne portent pas, comme un triste héritage, cette diathèse tuberculeuse, contre laquelle la thérapeutique reste si souvent impuissante.

Quand il n'existe qu'une prédisposition produite par la faiblesse des poumons et de la constitution, l'air maritime et les bains de mer pris avec une grande prudence peuvent être d'une grande utilité.

Les médecins inspecteurs des bains de mer d'Arcachon et de Royan, ont prouvé par des faits l'heureuse influence de l'atmosphère maritime sur l'affection tuberculeuse.

En effet, on trouve rarement de phthisiques sur les bords de la mer, surtout dans nos contrées méridionales.

Du reste, l'air de Biarritz est si pur, si bienfaisant, si tonique, qu'une observation longue et positive a prouvé que le nombre des malades y est fort minime dans le cours de l'année, que la vie s'y prolonge plus lontemps que dans toute autre contrée, et que les épidémies qui règnent aux alentours ne s'y font jamais sentir.

Il a été prouvé par une statistique authentique que la moyenne des morts en France, dans le cours d'une année, était de vingt-cinq par mille individus.

Biarritz possède plus de deux mille âmes, et, année moyenne, le nombre des décès s'élève seulement de trente à trente-cinq.

On y compte grand nombre de vieillards de soixante-quinze à quatre-vingt-dix ans.

Ne sont-ce pas là des preuves évidentes et matérielles de la salubrité de cet air ?

Pendant les brûlantes chaleurs de l'été, quand on peut à peine respirer dans les villes, la brise qui règne continuellement à Biarritz vient tempérer ces fortes chaleurs par sa douce et agréable fraîcheur.

Nous avons vu que pendant l'hiver, la température de Biarritz est plus élevée que celle des contrées voisines.

Ainsi l'air maritime de nos contrées peut très bien convenir à certaines phthisiques; mais les bains de mer froids sont contre-indiqués, et si l'on a signalé quelques faits de guérison, je dois relater d'autres faits dans lesquels la phthisie tuberculeuse a été exaspérée d'une manière effrayante par ces bains.

1er FAIT. — Mademoiselle X..., âgée de 14 ans, d'un tempérament lymphatique, d'une assez bonne constitution, menstruée à 13 ans sans difficulté, a été sujette depuis l'âge de six ans à des rhumes fréquents, surtout pendant l'hiver

Elle a eu quelques glandes engorgées autour du cou, qui disparaissaient facilement sans autre médication que des soins hygiéniques et les bains de mer qu'elle prenait chaque été et qui fortifiaient sa constitution.

Elle n'a jamais éprouvé ni hémoptisie, ni de la gêne dans la respiration.

Sa mère, effrayée par la toux opiniâtre qui se représentait chaque hiver, et redoutant une affection pulmoitaire grave, l'entourait de tous les soins que lui inspirait sa sollicitude maternelle.

Cette demoiselle avait perdu sa grand'mère maternelle de la phthisie tuberculeuse.

Son père et sa mère se portent très-bien.

Dans le courant de juin 1846, elle se rend aux bains de Biarritz selon son habitude.

J'ausculte, je percute la poitrine, qui ne présente aucun bruit anormal.

Je permets les bains de mer froids de trois minutes, avec un pédiluve sinapisé et des frictions sèches sur tous les membres après chaque bain.

Au huitième bain, qui fut pris sans conseil par un temps humide et pluvieux, la toux se déclare avec une fièvre assez forte, et les poumons, surtout le gauche, se congestionnent et s'enflamment.

Mademoiselle X..., obligée de quitter Biarritz, rentre dans sa famille et succombe vers la fin de décembre à une phthisie tuberculeuse bien caractérisée.

IIe FAIT. — M. X..., âgé de 22 ans, d'un tempérament nerveux, d'une assez bonne constitution, n'a jamais été gravement malade.

Né d'une mère morte phthisique, il doit porter le germe de cette cruelle affection.

Car après un seul bain de mer froid, pris dans un état d'agitation (il avait fait à pied le voyage de Bayonne à Biarritz), la toux se déclare, la fièvre s'allume, les poumons se congestionnent et malgré les soins les plus empressés, ce jeune homme succombe, après trois mois de maladie, à une phthisie tuberculeuse, dont très-certainement ce seul bain de mer, pris dans de mauvaises conditions, avait développé le germe.

IIIe FAIT. — Madame X..., âgée de 31 ans, d'un tempérament nervoso-sanguin, d'une assez bonne constitution, menstruée à 14 ans, eut l'imprudence, durant sa première menstruation, de tremper ses pieds dans de l'eau froide, parce qu'elle avait appris que l'on pouvait ainsi faire cesser cet écoulement du sang qui la contrariait.

Depuis cette imprudence, la menstruation cesse complétement et, à chaque époque périodique, mademoiselle X... éprouve un point pleurétique qui l'oppresse.

Son médecin emploie tous les moyens indiqués pour provoquer la menstruation suspendue, et il finit par triompher de tous les accidents qui fatiguaient mademoiselle X..., sans obtenir de la régularité dans la menstruation.

Trois années s'écoulèrent sans accident, mais sans régularité dans les époques périodiques.

Mademoiselle X... jouissait d'une assez bonne santé. Elle n'éprouvait aucun symptôme fâcheux du côté des poumons ; l'appétit seul lui manquait, parce qu'elle ne faisait pas assez d'exercice et qu'elle serrait trop son corset.

Malgré ce défaut d'alimentation, mademoiselle X...

était bien développée, elle avait de la fraîcheur et assez d'embonpoint.

Mariée à 18 ans, elle devint enceinte et accoucha heureusement un an après son mariage d'un enfant petit, faible, mais bien constitué.

A l'âge de 24 ans, elle avait trois enfants.

Depuis le premier accouchement, sa menstruation s'est régularisée et sa santé s'est conservée bonne.

Mais après son troisième accouchement, le point pleurétique a reparu avec une toux sèche, un peu de fièvre chaque soir, de la matité et de la crépitation à la partie antérieure et au sommet du poumon droit.

Une saignée générale et des sinapismes appliqués sur le point douloureux, firent cesser ces accidents et la santé de madame X... se rétablit petit à petit.

Enfin, quatre ans après cette maladie, la toux reparut à la suite d'une fausse couche de trois mois, sans point pleurétique ni gêne de la respira ion.

Envoyée aux bains de mer de Biarritz, madame X... persiste, malgré mon avis, à prendre les bains de mer froids de 5 minutes.

Au sixième bain, elle est obligé de les discontinuer. La toux augmente, la fièvre survient, la diarrhée se déclare et la jeune femme succombe, six mois après son départ de Biarritz, à une phthisie tuberculeuse.

L'on a préconisé les voyages sur mer contre la phthisie au premier degré.

En effet, les voyages sur mer produisent quelquefois une perturbation si complète, si heureuse dans certaines organisations, que l'on a cité des cas de guérison par une forte et continuelle révulsion sur le tube intestinal, qui enraye le travail morbide et favorise la cicatrisation des cavernes.

Les bains de mer froids sont contre-indiqués dans l'âge très-jeune, un à deux ans; dans l'âge avancé, soixante-dix ans, et dans tout état de faiblesse générale qui ne laisse pas espérer une bonne et salutaire réaction, principal effet du bain de mer froid.

Ces bains sont encore contre-indiqués dans les rhumatismes et les névralgies à l'état aigu; dans l'athsme, dans les congestions cérébrales qui ont produit quelque désordre grave; dans les congestions pulmonaires, accompagnées d'hémoptysie; dans l'érétisme du système nerveux; dans l'état de grossesse et d'allaitement; enfin dans toutes les affections franchement inflammatoire.

CHAPITRE XII.

Des accidents produits par l'abus ou la fausse application des bains de mer.

> Dans un pays où les bains de mer sont employés indistinctement et sans prendre conseil, il est nécessaire de faire connaître au public la série des graves conséquences qui proviennent de cette pratique inconsidérée et imprudente
>
> Dr Sir CLARKE.

Il est impossible de retirer de la pratique des bains de mer des effets salutaires, si l'on ne suit point les règles indiquées par un médecin éclairé sur les divers effets de ces bains.

Quelquefois les organisations fortes violent impunément toute espèce de règles.

Mais le grand nombre des malades, des individus faibles, est victime d'une méthode vicieuse dans leur emploi.

Pendant la saison des bains, le médecin est plus souvent appelé pour combattre les accidents produits par l'abus ou la fausse application des bains de mer, que pour indiquer les règles à suivre et les précautions à prendre.

Si je voulais relater tous les accidents de cette nature que j'ai soignés depuis plus de douze ans, il faudrait ecrire un long mémoire.

Je me contenterai de signaler quelques cas trop malheureux, afin de prévenir les baignants et d'attirer l'attention de l'autorité, qui par un sage règlement, parviendra à détruire cette funeste habitude de se baigner à la mer sans méthode, sans conseil et souvent sans indications.

Ier CAS. — Madame X..., âgée de 69 ans, d'un tempérament nerveux, d'une constitution délicate, sujette à des congestions cérébrales, prenait des bains de mer au Port-Vieux sans règle et sans indications.

Elle restait vingt minutes, et quelquefois trente minutes dans la mer.

Après un bain d'une demi-heure, elle éprouva dans sa cabine une congestion cérébrale avec épanchement au cerveau, suivi d'une paralysie complète.

La mort survint vingt-quatre heures après cet accident, malgré la saignée et les révulsifs les plus énergiques employés à l'intérieur et à l'extérieur.

IIe CAS. — M. X..., âgé de 15 ans, d'un tempérament lymphatique, d'une constitution délicate, éprouva dans le cours de son voyage de Dax à Biarritz un accès de fièvre qui dura toute la nuit et se termina le dimanche matin par une crise de sueur.

La journée du dimanche fut bonne.

Le lundi matin, vers quatre heures, il éprouva un deuxième accès moins fort que le premier, qui s'y termina dans la nuit par une autre crise de sueur.

Le mardi, M. X... se trouvait si bien qu'il prit sans conseil, vers quatre heures du soir, à la côte du Moulin, un bain de mer froid de quinze minutes.

Dans la matinée du mercredi, vers cinq heures, la fièvre se ralluma avec des accidents tellement graves du côté du cœur et des poumons, que dans ma première visite, qui eut lieu vers trois heures du soir, je désespérai de la guérison.

Mon fâcheux pronostic se réalisa, et le malade succomba le jeudi à cinq heures du matin.

IIIe CAS. — Mademoiselle X.., âgée de 35 ans, d'un tempérament nerveux, d'une constitution faible, rachitique, fatiguée par une affection du cœur que je ne puis déterminer (le frère m'a donné ce renseignement après la mort), prit sans conseil un bain de dix minutes à la côte du Moulin par une mer houleuse, par un temps pluvieux et un vent froid.

Après ce bain de mer froid, elle éprouva dans sa cabine un évanouissement complet.

Les révulsifs furent employés avec persévérance par un médecin étranger qui se trouvait sur la plage.

La malade reprit sa connaissance pendant quelques minutes et elle succomba douze heures après cet accident, malgré la médication la plus énergique.

Je pourrais citer d'autres faits aussi déplorables produits par l'imprudence des baignants, mais je craindrais de fatiguer le lecteur par de tristes récits et de prolonger une notice, dont l'unique but est de donner quelques conseils aux baignants qui, chaque année, se rendent, plus nombreux, aux bains de mer de Biarritz, sans aucune notion des divers effets de ces bains.

Heureux si ce faible travail parvient à prévenir quelques accidents !

FIN.

QUELQUES MOTS

Sur la cause principale, les symptômes et le traitement du choléra qui a sévi dans le département des Basses-Pyrénées.

Le choléra, ce terrible fléau qui sème sur son passage la terreur, la désolation et la mort, a sévi pour la première fois dans le département des Basses-Pyrénées le 12 août 1845.

Les premières victimes furent deux Espagnoles, qui prenaient les bains de mer à Saint-Jean-de-Luz. Il est probable qu'elles avaient apporté d'Espagne le germe de la maladie.

De Saint-Jean-de-Luz, le choléra s'étendit dans les communes voisines, à Ciborne surtout, où il fit les plus grands ravages, et dans le département des Basses-Pyrénées et des Landes.

Biarritz, seul, entouré par le fléau dévastateur fut épargné.

Cette immunité, Biarritz la doit à son air pur, tonique et continuellement renouvelé, à ses habitations très-propres et parfaitement aérées.

Dans ces circonstances, une question importante fut agitée par les baignants qui eurent le courage de rester à Biarritz.

Peut-on prendre les bains de mer froids en temps d'épidémie du choléra?

A cette question, souvent répétée, j'ai répondu, avec la conviction inspirée par une étude approfondie de l'action des bains de mer, et par une pratique de plus de douze années : Oui, on peut prendre les bains de mer froids ; il est même utile de les employer, s'il n'existe point d'ailleurs aucune contre-indication chez les baignants.

En effet, les bains de mer sont éminemment toniques et astringents.

Les effets opposés, la faiblesse et le relâchement, prédisposent à la maladie cholérique.

Donc les bains de mer froids pourraient à la rigueur être considérés comme un bon moyen préservatif.

Durant l'épidémie cholérique de Saint-Jean-de-Luz j'ai observé un phénomène qui m'a vivement frappé, qui s'est renouvelé assez souvent et qui, s'il se généralisait, viendrait jeter quelque lumière sur l'étiologie bien obscure de cette cruelle maladie et sur son traitement.

Ce phénomène consiste dans l'amélioration instantanée qu'éprouvent les cholériques dès qu'ils peuvent dégager des gaz en quantité.

On a beaucoup parlé de la diarrhée prémonitoire. Pendant mon séjour au milieu des cholériques du canton de Saint-Jean-de-Luz, j'ai prévenu les populations de la nécessité d'arrêter cette diarrhée par des moyens rationnels, et de repousser ces panacées accréditées par la foule et souvent très-dangereuses

Mais est-il bien vrai que cette diarrhée prémonitoire existe dans les épidémies cholériques, sans que l'estomac lui-même ne soit plus ou moins irrité? Je ne le pense pas.

En effet, presque tous les malades qui en étaient atteints se plaignaient en même temps d'une pesanteur à l'estomac; ils avaient la langue chargé, ils éprouvaient de l'anorexie.

Quand la maladie survient avec des crampes violentes dans l'estomac, des douleurs qui arrachent des cris, excitent des convulsions, des crampes, altèrent la voix, contractent les muscles de la face, renfoncent les yeux dans leurs cavités orbitaires, entraînent les sueurs visqueuses et froides, la cyanose, et produisent avec les plus grands désordres des centres nerveux des congestions cérébrales et viscérales, où est la lésion primordiale? Quelle est la cause de ces terribles phénomènes morbides?

A mon avis, bien souvent la lésion principale est dans l'estomac d'abord, puis dans l'intestin distendus, irrités par des gaz délétères.

Je pense que cette dilatation forcée de l'estomac et de l'intestin irrités est la cause de la mort, et si l'on ne trouve pas de désordre apparent dans le tube intestinal de la plupart des cholériques, il est probable que cette dilatation a cessé par le fait de la mort, et peut-être qu'en comparant avec soin le tube intestinal des cadavres cholériques avec celui d'autres cadavres, on finira par trouver quelque différence notable, quelque lésion spéciale.

Ainsi, je crois pouvoir définir le choléra un empoisonnement par des gaz délétères qui dilatent violemment le tube intestinal et l'irritent.

Mais comment se forment ces gaz délétères? A cette question apparaît le champ bien vaste des conjectures.

Cependant je crois pouvoir avancer que les variations brusques de la température et surtoutla transition subites du chaud au chaud humide; que l'air concentré, vicié dans les lieux bas, humides, voisins des ruisseaux, des marais, des rivières; dans les rues sales, étroites, dans les maisons malpropres, peu aérées, où les habitants sont nombreux et entassés; que les excès de tout genre et surtout des alcooliques, qu'une alimentation mauvaise composée de légumes, de fruits verts; que les miasmes qui se forment dans les appartements des cholériques, dont l'air ne pourrait jamais être assez renouvelé, que la peur surtout, qui affaiblit tous les organes, contribuent puissamment à la formation des gaz délétères dans le tube intestinal.

Si cette idée, que je soumets à l'appréciation des savants praticiens, est juste, on parviendra à diminuer le nombre des victimes du choléra en prescrivant comme moyen hygiénique et préventif, l'usage des amers, des absorbants et des aromatiques, qui facilitent le dégagement des gaz; on pourra formuler un traitement plus rationnel que ceux adoptés jusqu'à ce jour.

Tel est le traitement qui a obtenu quelques succès

Je distingue dans l'affection cholérique trois degrés suivant l'intensité du mal.

Le premier degré est caractérisé par une diarrhée abondante accompagnée de vives douleurs, par une douleur violente surtout à l'épigastre avec anorexie, par une langue blanche, chargée, par quelques crampes aux mollets de courte durée.

Les opiacés en lavements et en frictions sur les points douloureux les émollients, les boissons aromatiques et astringentes enfin la diète suffisent le plus souvent.

Dans le second degré, caractérisé par des vomissements, de la diarrhée, des crampes, de l'agitation, des sueurs qui deviennent froides, de la précipitation du pouls, de la sécheresse de la bouche, de l'épaisissement de la langue recouverte d'un enduit épais, jeaunâtre, les corps chauds d'abord promenés sur l'estomac et l'intestin en les comprimant; puis, si les douleurs résistent, des sangsues au nombre de dix à quinze suivant les forces du malade, sur le creux de l'estomac, des cataplasmes émollients très-chauds sur tout l'abdomen, changés toutes les heures ; des lavements laudanisés et astringents; des boissons aromatiques et froides avec vingt gouttes d'eau distillée de laurier-cerise sur une tasse à café d'une infusion d'absinthe et de menthe poivrée, édulcorée avec du sirop d'éther; des synapismes promenés sur les extrémités inférieures; tels sont les moyens qui ont réussi dans ce second degré du choléra.

Dans le troisième degré, caractérisé par les vomissements et la diarrhée riziforme, les crampes, l'altération de la voix, la contraction des muscles de la face, l'enfoncement des yeux dans leurs cavités orbitaires, les sueurs visqueuses et froides, la cyanose, la suppression des urines, la langue noirâtre, le pouls filiforme, le désordre est affreux, la mort est iminente.

Le repassage avec un fer chaud sur l'estomac et l'intestin en les comprimant. Les sinapismes sur l'estomac et sur les extrémités inférieures; une cuillerée à café de la potion suivante toutes les cinq minutes :

Infusion d'absinte et de menthe poivrée . . . . 90 grammes.
Huile essentielle d'anis. . . . . 20 gouttes.
Eau distillée de laurier-cerise. . . . . 30 gouttes.
Sirop d'éther. . . . . 30 grammes.
Acide prussique médical. . . . . 10 gouttes.
F. S. A. une potion.

Dès que la chaleur revient, dès que les gazs commencent à se dégager, ventouses scarifiées ou sangsues sur l'estomac et l'abdomen, si le sujet est vigoureux; boisson aromatique froide en petite quantité, si la soif est vive; lavements émollients et astringents si la diarrhée persiste; frictions opiacées, si les crampes reviennent; tel est le traitement utile dans ce dernier degré de l'affection cholérique.

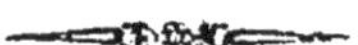

TABLE DES MATIÈRES.

Paris — Imprimerie Moquet, rue de la Harpe, 92.

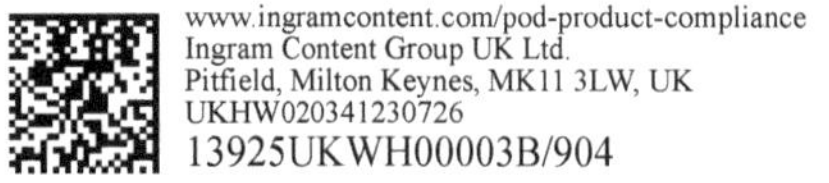
www.ingramcontent.com/pod-product-compliance
Ingram Content Group UK Ltd.
Pitfield, Milton Keynes, MK11 3LW, UK
UKHW020341230726
13925UKWH00003B/904